16년간의 환자 경험으로 엮은

파킨슨병,
어디 해보자!

16년간의 환자 경험으로 엮은

파킨슨병,
어디 해보자!

발행일	2024년 9월 3일

지은이	박성신		
펴낸이	손형국		
펴낸곳	(주)북랩		
편집인	선일영	편집	김은수, 배진용, 김현아, 김다빈, 김부경
디자인	이현수, 김민하, 임진형, 안유경	제작	박기성, 구성우, 이창영, 배상진
마케팅	김회란, 박진관		
출판등록	2004. 12. 1(제2012-000051호)		
주소	서울특별시 금천구 가산디지털 1로 168, 우림라이온스밸리 B동 B111호, B113~115호		
홈페이지	www.book.co.kr		
전화번호	(02)2026-5777	팩스	(02)3159-9637

ISBN	979-11-7224-249-7 03510 (종이책)	979-11-7224-250-3 05510 (전자책)

(주)북랩 성공출판의 파트너

북랩 홈페이지와 패밀리 사이트에서 다양한 출판 솔루션을 만나 보세요!

홈페이지 book.co.kr   •   **블로그** blog.naver.com/essaybook   •   **출판문의** book@book.co.kr

작가 연락처 문의 ▸ ask.book.co.kr

작가 연락처는 개인정보이므로 북랩에서 알려드릴 수 없습니다.

버프람의
파킨슨병
대체
치유기

16년간의 환자 경험으로 엮은

파킨슨병, 어디 해보자!

박성신 지음

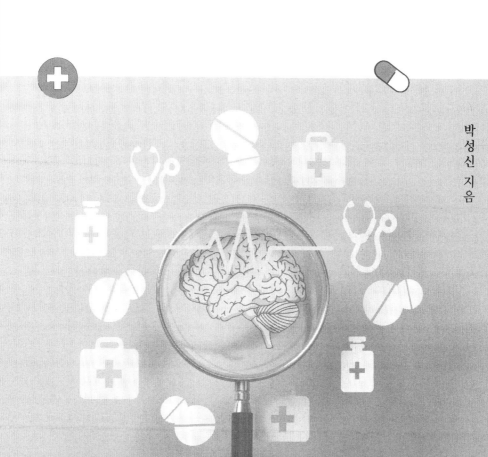

북랩

파킨슨병에 도전한다

파킨슨 증상 완화제를 의지 삼아 끝도 없는 파킨슨병 투병 생활을 하시는 13만 환우분들의 수는 급속히 증가하고 있고, 동시에 젊은 연령층으로 확산되고 있습니다. 남들에게는 암보다도 말하기가 싫은 병이기에 우리는 지금까지 가슴에만 묻고 아무런 증거 제시 없이 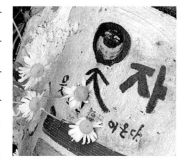 본 대로 느낀 대로 흘러가는 대로 치병을 해 왔습니다. 지금은 그래도 파킨슨병이 많이 알려지고 치료 방법도 다각화되어 가는 듯 보이지만 우리나라 파킨슨 환자의 현실은 십 년 전이나 지금이나 크게 달라진 바가 없습니다. 오히려 오리지널 약들이 특허 기간 만료로 떠나기에 바쁩니다.

파킨슨병은 뇌병이지만 증상은 몸(외형)으로 나타나는 것이기에 겉으로 나타나는 증상을 완화시키는 것에 집중하다 보니 온몸 전체로 드러나는 다른 증세에는 눈길을 돌릴 틈도 없습니다. 그래서 환자들끼리 정보교환하면서 근근이 투병 생활을 이어가고 있는 실정입니다. 내 나이 50세, 지금 생각하면 너무도 젊은 나이에 파킨슨병을 확진 받아 벌써 15년간 지독하고 자존감을 다 무너뜨리는 병과 싸우고 있습니다. 제가 확진 받을 당시는 희귀불치병이었으나 이제는 희귀도 불치도 아닌 난치병으로 분류되었고, 환자 수가 많아지다 보니 소수만 받는 특혜마저 아무 말 못 하고 내놓게 되었습니다.

15년 동안 투병하며 기록해 둔 글을 모아서 환자의 현 실정을 세상에 알리고 새로이 확진 받아 세상 무너지는 절망 속에 있을 후배 환우들을 위해서 많이 부족하지만 이 책을 출간하게 되었습니다.

저의 목표는 약과 운동을 증세에 따라 합리적으로 처방하듯이 잘 정리된 대체법을 약과 운동과 함께 합리적으로 처방할 수 있는 시스템을 만드는 것입니다. 그래서 이 책에 지금까지의 치료법뿐 아니라 대체법을 추가로 소개하여 직접 경험한 치병 경험을 공유하고, 이 정보를 다른 환우분들과 함께 고민하면서, 인생 끝까지 같이 갈 파킨슨병을 우리가 직접 임상하고 함께 치료해 보기를 바랐습니다.

이 책이 출간되기까지 도움 주신 많은 분들께 감사하며, 특히, 늘 내 마음의 기둥이 되어 준 남편과 아이들, 그리고 함께 투병하는 많은 지인분들께 감사의 말씀을 전합니다.

박성신(버프람)

파킨슨병을 홍보해야 합니다

파킨슨병은 어느 특정한 사람만 걸리는 것이 아닙니다.

누구나 걸릴 수 있는 병입니다.

미리미리 공부해서 파킨슨병이라는 늪에 빠지기 전에 예방해야 합니다.

특히, 만성질병은 하루아침에 생기지 않습니다. 어제까지 아무렇지 않았는데 갑자기 발병하는 경우는 없습니다. 우리가 의식하지 못하거나 의식해도 무시했을 뿐입니다. 대부분 오랜 시간에 걸쳐 서서히 진행되며, 뚜렷한 증상은 나타나지 않지만 잠복기를 거쳐 체력이 떨어지는 등 만성 증상이 나타나기 시작합니다.

다리가 부러진다든지, 위에 염증이 생겨 속이 쓰리고 아픈 것처럼 원인과 증상이 나타나는 부위가 같으면 진단이 비교적 쉽지만, 파킨슨병처럼 원인과 증상이 다른 곳에 있는 경우는 많은 시행착오를 겪어야 합니다. 병원에서는 일반적인 검사로 이상이 발견되지 않으니 환자들에게 대부분 '신경성'이니 너무 스트레스 받지 말라고 이야기합니다. 그때부터 미리미리 준비했더라면…이라는 아쉬움이 크게 남아서 이 책도 쓰게 되었습니다.

대부분의 파킨슨 환자는 확진 전부터 오랫동안 증상을 느꼈다고 말합니다. 단지 대수롭지 않게 여겼을 뿐이었다고…….

그러므로, 비록 전염병은 아니지만 〈파킨슨 팬데믹〉이라는 무서운 새로운 신조어가 나오기 전에 이제부터라도 무차별적으로 급속히 퍼져 나가는 파킨슨병에 대해 모두가 알아야 합니다. 무서운 병입니다.

다음과 같은 증상이 나타나면 이 병을 의심해야 한다고 적극적으로 홍보해야 합니다.

- 냄새를 못 맡음

- 변비가 심함

- 늘 나른하고 피곤함

- 원인을 알 수 없는 두통이나 어깨 걸림

- 잦은 감기와 알레르기 질환

- 급격한 체력 저하

- 탈모와 피부 트러블

- 운동 후 피로감 가중

- 건망증이 심해지고 집중력 저하

- 병원에서는 별 이상이 없다고 함

여기에 파킨슨병에 대해 유용하고 유익한 정보를 제공하는 기관들을 소개하겠습니다.

① (사)대한파킨슨병협회(https://www.kpda.co.kr)

② 도파민방송국(도파민tv)

③ 열린교회(https://meet.google.com/pfg-jhyw-xjz)

아직 이 기관들을 모르고 있었다면, (사)대한파킨슨병협회의 홈페이지와 유튜브 방송인 도파민tv 채널을 꼭 방문해 보시길 권합니다. 여러분이 (사)대한파킨슨병협회에 회원으로 가입해 회원 수가 늘어나면 협회가 파킨슨병 환우들을 위해 더 많은 정책을 내고 일을 할 수 있습니다.

마지막으로, 저자가 병아리 목사로 목회활동 중인 온라인 교회인 〈열린교회〉를 소개합니다. 열린교회는 현재 30년째 투병 중인 목사님, 그리고 투병한 지 어느새 20년 되신 권사님, 지체장애가 있는 집사님, 그리고 병아리 목사이자 투병생활 16년 차인 저자까지 파킨슨병으로 투병 중인 환우들을 위로하고, 구원과 희망의 메시지를 전하기 위해 설립된 온라인 교회입니다.

이러한 기관들을 통해서 외롭고 힘든 투병생활에서 환우들과 서로 정보를 나누고, 마음에 위로를 얻으시길 바랍니다.

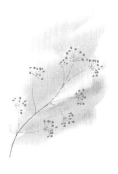

차례

| 프롤로그 |

파킨슨병에 도전한다   5
파킨슨병을 홍보해야 합니다   7

파킨슨과 나

♦ 파킨슨병 알고 가자   14
♦ 나 자신을 돌아보자   24

파킨슨병 치유를 위한 준비

♦ 치유를 위한 준비   36
♦ 시기를 놓치지 마라   39
♦ 치료의 기준이 필요하다   47

파킨슨병 치료의 중심

♦ 생체 리듬을 만들자   56
♦ 잘 먹자   63
♦ 잘 싸자   87
♦ 잘 자자   93

내가 직접 시도하는 치병법

♦ 약물 치료   106
♦ 운동 치료   119
♦ 대체의학 치료   133
♦ 비운동 증상 치료   151

파킨슨병의 비운동 증상 치료

◆ 복합적 질환인 파킨슨병   **156**

◆ 외형적 비운동 증상과 치료   **159**

◆ 내적 비운동 증상과 치료   **170**

◆ 기타, 비운동 증상의 치료   **179**

◆ 인체의 전기 파동 치료   **183**

생활 속의 치료 체험

◆ |추천글| 비슷한 병력의 두 환우   **190**

◆ '버프람'의 체험기   **193**

◆ '파킨슨병'의 도전 시리즈   **205**

◆ 버프람의 간단한 치병 팁   **212**

◆ 환우들의 체험 이야기   **215**

특별기고 지구촌 아빠님의 특별체험

◆ 약을 어떻게 먹어야 하나, 확진 후 연차별 약 복용법   **233**

|부록|

◆ 부분적으로 알고 있어야 할 알짜 상식   **248**

◆ 파킨슨병 장애등급 받기   **253**

◆ Q & A   **259**

파킨슨과 나

파킨슨병 알고 가자

나 자신을 돌아보자

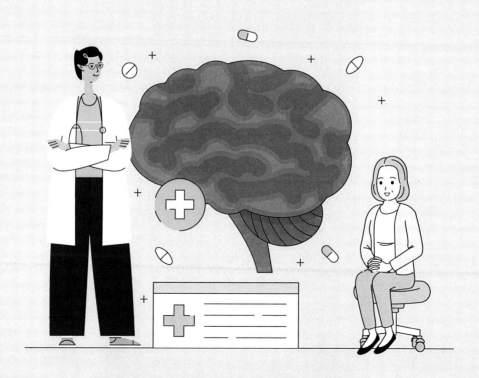

파킨슨병 알고 가자

파킨슨병 확진 전
치료의 타이밍을 놓치기 전에

　다리가 부러진다든지, 위에 염증이 있어 속이 쓰리고 아픈 것처럼, 원인과 증상이 나타나는 부위가 같으면 진단이 비교적 쉽지만, 파킨슨병처럼 원인과 증상이 다른 곳에 있는 경우는 많은 시행착오를 겪어야 합니다. 특히 병원에서 기존의 검사로 이상이 발견되지 않아 환자에게 돌아오는 답은 대부분 "신경성이니 너무 스트레스받지 말라."는 말씀을 해주십니다. 물론 스트레스는 만병의 근원이기 때문에 옳은 얘기지만 환자는 답답할 수밖에 없습니다.

　우리 몸 전체를 보지 못해 생기는 문제는 수도 없이 많습니다. 다른 곳에 있는 원인을 보지 못하니, 〈나타나는 증상만 집중적으로 보고 증상을 완화시키는 처방을 할 수밖에 없다.〉고 생각됩니다.

나무를 볼 것인가,
숲을 볼 것인가?

숲을 보는 대표적인 학문이 한의학입니다. 어떤 증상이 일정한 부위에 나타나면 신체의 다른 부분과 유기적으로 연결되어 있다고 보고, 우리 몸 전체의 불균형을 살펴 원인을 찾는 데 주력합니다. 예를 들어 어깨 힘줄이 파열되었다면, 현대 의학은 봉합을 하지만, 한의학은 뼈와 인대는 물론, 힘줄을 주관하는 장기와 이른바 '기(氣)'도 살피게 됩니다. 하지만 숲을 너무 살피다 보면 나무가 썩어서 죽는 것을 간과할 수 있다는 단점이 있습니다.

만성질병은
하루아침에 생기지 않는다

어제까지 아무렇지 않았는데. 갑자기 발병하지는 않는다는 말입니다. 극히 일부를 제외한다면, 우리가 의식하지 못하거나 의식해도 무시했을 뿐이라 생각됩니다. 대부분은 오랜 시간에 걸쳐 서서히 진행되며 뚜렷한 증상은 나타나지 않지만, 잠복기를 거쳐 체력이 떨어지는 등 만성 증상이 나타나기 시작합니다. 확진을 받기 전 상태가 확진을 받기 전 상태로 오래 유지하거나 되돌리기가 쉽습니다. 그러나 문제는 확진을 받기 전 몸에 이상 증상이 나타나도 검사하면 아무 이상이 없다고 나오는 게 문제입니다.

다음과 같은 증상은 파킨슨병의 초기 증상일 수도 있으니 무시하지 않아야 합니다.

하나, 냄새를 못 맡는 후각 상실 증세. 이는 파킨슨병의 초기 증상 중 하나로, 실병이 진행되기 전 몇 년 동안 나타날 수 있습니다.

둘, 변비 증세. 자율신경계 이상으로 인해 장운동이 느려져 변비가 심해질 수 있습니다.

셋, 만성 피로감. 늘 나른하고 피곤합니다. 이는 질병 자체나 수면장애 등과 관련될 수 있습니다.

넷, 원인을 알 수 없는 두통이나 어깨 결림 증상. 근육 경직이나 통증은 파킨슨병의 증상 중 하나입니다.

다섯, 잦은 감기와 알레르기 질환

여섯, 급격한 체력 저하 증세

일곱, 운동 후 피로감 가중

여덟, 건망증이 심해지고 집중력 저하. 인지 기능 저하가 파킨슨병의 비운동 증상 중 하나입니다.

나는 어땠나? 대부분의 파킨슨 환자는 확진 전 오랫동안 증상은 느꼈다고 말합니다. 단지 대수롭지 않게 여겼을 뿐이었다고~. 그러므로 이제부터라도 파킨슨 팬데믹이라는 무서운 신조어가 새로 나오기 전 모두가 알아야 합니다.

파킨슨병 치료의 새로운 시작

파킨슨병 확진 이후 15년의 치병 경험으로 파킨슨병의 치료 방법을 나름대로 바꾸어 봤습니다. 현 파킨슨병의 치료 방법의 개선을 위한 환자 경험의 글을 올려봅니다.

첫째, 파킨슨병을 너무 단순하게 취급되고 있다는 것입니다. 이것이 파킨슨 환자들의 고충임을 알게 되었습니다. 파킨슨병(Parkinson disease)은 명확한 발병 원인이 없이 천천히 진행성으로 나타나는 신경 퇴행성 질환으로 운동장애 그것만을 중뇌 흑질을 표적, 단순 문제 질병으로 진행 과정을 뇌의 한 부분에 맞추고, "도파민이 적다, 없습니다"에만 초점을 두는 치료법은 많은 문제가 있음을 알게 되었습니다. 이는 뇌장애가 아닐 수도 있지 않을까? 생각도 들 정도로 몇 년 전부터 파킨슨병은 장에서 비롯된다는 학설이 증명된 부분을 가지고 부각 되고 있습니다. 파킨슨병을 하나의 질병으로 다루는 것은 큰 오류라 생각됩니다.

둘째, 파킨슨병은 지극히 개별적이고 개인적인 병이었다는 점입니다. 파킨슨병 치료는 도파민만 넣어주면 파킨슨병 증상에 대한 제어가 가능한 것으로 치료가 이어졌습니다. 하지만 이 레보도파 치료약물에 해당 안 되는 질병 부분에 있어서는 아무런 치료가 없다는 것입니다. 파킨슨병의 운동능력을 제외한 특히 비운동성 증상 부분은 '증후군(다른 부분의 질병은 증상은 있지만, 원인 불명, 치료제가 없는 병명)'입니다. 이것은 파킨슨병은 단일 질병이 아님을 확신하게 합니다.

세포 사멸이라는 병의 발생 원인을 찾지 못하고 레보도파로 치병 되는 파킨슨병은 진행되는 유형 방법 및 증상 패턴은 각각의 개인별로 다 다릅니다. 하나의 예를 든다면, 암으로 병원 치료를 받기 시작할 경우, 구체적으로 간암, 뇌암, 자궁암 등등 다양한 구체적 분류로 치료에 임하므로 암 환자의 치병률은 매우 높으며, 완치율도 있습니다. 그보다도 다양한 원인으로 다양한 패턴으로 맞게 된 파킨슨병은 이 질병으로 고통받는 모든 사람에게 매우 개별적인 것으로 판명되어 '다양하게 치료를 받아야 한다.' 생각이 듭니다.

셋째, 파킨슨병은 뇌 질환이지만 장의 질병이라는 점입니다. 장 신경계는 뇌와 같은 양의 도파민을 생성하는 다양한 신경 등으로 이뤄져 있습니다. 뇌와 비슷한 수준인 40종에 달하는 신경 전달 물질을 합성하고 체내에 있는 세로토닌 중 95%는 항상 장 신경계에 충전되어 있고, 도파민은 기쁨이나 의욕과 관련한 신경 전달 물질이지만 장내에서 근육 수축을 조절하는 신경 사이에서 신호를 주는 분자로 활동합니다.

넷째, 약과 운동만을 한정하는 치병법에 머무르지 말아야 한다는 점입니다. 온몸 구석구석으로 오는 파킨슨병을 약과 운동만으로 치병에 임한다면 한계가 너무도 분명합니다. 저도 이제 16년이 되어 가는데 확진 받은 날이 엊그제 같습니다. 〈약과 운동〉만이라는 한정적 슬로건은 이제 확진 받은 환우들에게는 자기만의 치병법을 찾는 데 소홀하게 넘어갈 수 있습니다.

약과 운동과 자기 본인의 치병법이 반드시 함께 가야 합니다. 본인의 치병법을 찾아내는 데는 경험자들의 경험이 상당히 도움이 됩니다.

파킨슨, 비싸고 특이한 치료가 필요 없습니다

파킨슨병 환자들은 퇴행성, 진행성이라는 테두리로 못을 박힌 채, 조그마하고 종류조차 많지 않은 화학 알약의 울타리 안에서 남은 목숨을 걸다시피 관심 밖으로 내몰려 있습니다.

환자들은 몸의 상태에 따라 비록 작은 양일지라도 '우리 몸에는 초기일수록 도파민이 생성되므로 약을 조금 먹어도 됩니다' 정도는 알고 있습니다. 푹 자고 나면 도파민이 있는지 그럭저럭 아침을 어정거리며 약 없이 보낼 수도 있습니다. 환자 자신만이 알 수 있는 몸의 도파민 상태에 따라 양과 시간을 잘 조절할 수 있는 지식과 지혜를 키워야만 합니다. 확인되지 않은 많은 치병법이 우후죽순 난무하다 보니 환자 나름의 기준을 가지고 꾸준히 해나가는 의지와 체력도 있어야 합니다.

비싼 비용이 필요하거나 특이한 치료가 별 소용이 없는 파킨슨병은 일종의 생활 습관병일 수 있기에 생활 습관을 고치는 데 주력해 볼 필요가 있습니다. 뭔가 한 번에 나을 수 있다는 특별한 방법을 기대하고 있다거나, 조급하게 빨리 좋아지려는 마음이 앞선다면, 그것은 파킨슨병 치료를 머리로만 이해하는 것이지, 실질적으로 알고 치병에 응한 것이 아님을 뜻합니다.

파킨슨, '잠깐의 멀쩡'에 방심하다간

파킨슨병은 비교적 특징적인 증상(떨림, 서동, 굳음)을 가지고 있지만 파킨슨병의 초기에는 그 증세가 마치 나이가 들어가며 겪는 노화현상과 비슷합니다. 주로 노년기에 발병하다 보니, 전조증상들을 알지만, 그 중요한 전조 증상 기간을 놓치는 경우가 많습니다. 또한 특징적인 증상들이 나타나지 않거나, 증상이 있어도 같은 증상을 보이는 다른 질환과의 감별이 쉽지 않아 병이 한참 진행된 후에야 파킨슨병이라는 사실을 알게 되는 경우가 많이 있습니다. 따라서 파킨슨병의 치료를 받는 확진의 시기는 파킨슨의 본격적 증세가 다시금 돌이킬 수 없을 그즈음에 받게 됩니다.

병이 한참 진행된 이후에야 확진을 받게 되다 보니, 병에 대한 대처가 이미 늦어진 것입니다. 확진을 받은 후에야 레보도파 제제로 증세 완화 치료를 받으니, 근본적인 뇌 질환의 치료는 안 되고 병의 진행 속도를 비교적 늦출 수 있을 뿐입니다. 그래서 비운동 증상(수면 문제, 자율신경, 자가면역질환, 복

파킨슨과 나

시, 변비 등)과 운동 증상 중 '서동, 강직, 떨림'이 레보도파에 의지하는데, 이 경우에 그나마 십 년 안팎으로 레보도파 복용에 의한 약의 부작용으로 인하여 원래 파킨슨병보다 더 무서운 병을 가지고 살아야 합니다.

또한, 파킨슨병에는 흔히 말하는 보통의 파킨슨병(특발성 파킨슨)과 파킨슨병과 유사한 파킨슨증후군이 있습니다. 이들은 초기의 증세가 비슷하여 파킨슨이라는 공통 단어를 사용하고 있지만, 파킨슨병과 파킨슨증후군은 병의 기전은 다른 것입니다. 같은 점이 있다면, 레보도파가 효과가 있는 파킨슨병도 서동, 강직, 떨림의 운동 증상을 제외한 비운동 증상은 증후군과 별반 다르지 않게 대책이 없다는 것입니다.

파킨슨병의 증상에는 병 자체에 의해 나타나는 고유한 증상과 약물 치료 이후에 나타날 수 있는 증상 등 여러 가지가 있습니다. 특히 소변 증상(야간뇨, 빈뇨), 후각이상, 변비, 기억력 저하, 우울감, 불안, 불면 등의 증상은 전체 환자의 반수 이상에서 매우 흔하게 나타나는 증상으로 일부에서는 운동 증상보다 이러한 증상들이 환자들을 더 힘들게 만들 수도 있습니다. 또한 냄새를 잘 못 맡는 것이나, 생생한 꿈(렘수면 장애), 우울, 변비 등 일부 증상들은 파킨슨병의 운동 이상 증상이 나타나기 전부터 환자들에서 이상을 보이기 때문에 조기에 병을 확인하는 데 일부를 참고하기도 합니다.

'확진 받기 전 미리 알아차리고 대비했다면….' 하는 많은 아쉬움을 가지는 건 당연한 일입니다. 더욱이 파킨슨증후군 환자들은 말로 표현이 안 되는 고통 속에 속수무책으로 온몸의 경련과 굳음으로 완화제조차 없이 눈물로 손발을 꼼짝달싹 못 한 채 무차별적으로 다가오는 병마의 고통으로 신음합니다. 더러는 "관리를 잘하면 됩니다, 안 됩니다."와 같이 갑론을박하지만, 뇌의 병을 관리한다는 것은 인간의 한계를 시험받는 수준의 고통이 따르게 되며, 결국 '약이 없습니다~.'거나, '뭐가 좋다더라.' 등의 말에 맹신적으로 찾아다니게 되는 안타깝고 허무한 일들이 반복되고 있습니다.

파킨슨병은 다른 장애 질병과는 달리 약을 먹고 한두 시간 반짝 좋다가 다시 무너지는 증세를 하루에도 몇 차례 반복하며, 생의 극과 극을 체험하며 살아가고 있습니다. 그러나 파킨슨병을 바라보는 바깥 시선을 보면, "관리만 잘하면 오래 정상적 삶을 산다더라."라는 약간의 냉소적인 시각이 있습니다.

"

멀쩡하던데?

"

이 말이 얼마나 환자들에게 또 다른 고통을 남겨 주고 있습니다. 이 '잠깐의 멀쩡(?)'이 우리에게 얼마나 많은 불이익을 가져다주는지요.

노령화 시대로 접어들면서, 파킨슨 환자가 급격히 증가하고, 게다가 환자의 연령층이 젊은 층으로 내려오는 파킨슨병에 대한 대책이 필요합니다. 정부도 이를 방관만 해서는 안 되겠지요. 적극적으로 나서서 그 대책을 마련해야 할 것입니다.

파킨슨, 정상 생활의 범위란?

파킨슨병의 정상 생활의 범위, 또는 허니문 기간이란? 제 경험에 의하면, 정상 생활의 범위는 레보도파 300으로 일상의 생활이 별 불편 없이 감당될 때까지로 생각하고 있습니다. 이것은 완전 저 혼자의 생각 기준입니다. 혼자의 기준이고 생각이면 혼자 하지, 왜 공공연한 장소에서 의견을 말하는 가? 하는 생각도 해 보았습니다. 그런데 이것이 혹시 나 혼자만의 일이고, 나 혼자만의 생각일까요?

병을 확진 받고 효현제로 시작하는 분도 계시고, 직접 레보도파로 시작 하는 분들도 계십니다. 환자들은 이렇게 각기 저마다의 방법으로 다양하게 치병에 들어가게 됩니다. 그런데 일단 처방을 받고 약을 먹기 시작하면, 약 먹는 방법도 여러 가지로 동원됩니다. 정량 정시 분복하기, 아침 약 몰아주 기, 저녁 약 뛰어넘기 등 다양하게 시도가 됩니다. 어느 것이 옳은지는 각자 판단으로 하셨으면 합니다.

여기서 제가 말해보고자 하는 것은 파킨슨병의 정상 생활 범위입니다. 대 개는 약발 잘 듣는 2~3년간을 허니문 기간이라는 말들을 합니다. 이를 마 치 정석화된 이론 같이 말하는 경우를 많이 봅니다. 그런데 저는 그와 생각 이 다릅니다. 확진 연차와는 관계없이 하루 3회 레보도파 하루 총량 300으 로 완전 정상 생활은 안 될지라도 정상 생활 범위 내에서 생활이 가능한 정 도, 그 기간이 허니문 기간이라고 생각하고 있습니다.

여기서 안타까움을 가지는 경우는 파킨슨 확진이 맞고 레보도파 처방을 받게 된다면 누구나 누릴 수 있는 이 기간을 약의 효과를 보기도 전에 부 작용을 먼저 아시고, 또는 증상에 맞지 않게 너무 소량의 약 복용으로 제대 로 누려 보지도 못하는 분들이 계십니다. 허니문 기간을 누리시면서 허니 문 기간을 연장되도록 해 보시기를 권해 봅니다. 허니문 기간은 기간이 정 해져 있는 것도 아니고, 어떤 룰이 있는 것도 아닙니다. 이 '허니문'이란 말 은, 움직이기 불편한데 레보도파가 들어가 정상처럼 상쾌하게 만들어 줄 때의 기분이 꿀맛 같기에 붙여진 이름인 듯합니다. 정말 꿀맛 같더군요. 누려 보세요. 허니문 기간을 누린다고 허니문 기간이 빨리 없어지는 것이 아닙니다.

　파킨슨병은 갈수록 온몸을 병 덩어리로 만들어 갑니다. 파킨슨병은 온몸을 굳게 하고, 자율신경 실조증, 자가면역질환, 심혈관 질환, 뇌 병변 병명만 해도 가지가지에 많은 이름이 있습니다. 병이 깊어지고 세월이 지남에 따라 이제는 치매, 환청, 환시, 복시, 음식 넘기기, 말하기에까지 영역을 넓혀가며, 그 영역이 온몸의 전방위로 나타나게 됩니다.

　그중 불면, 변비는 자율신경의 망가짐에 특히 교감 신경의 항진에서 비롯되는 경우가 많습니다. 교감 신경 항진으로 오는 증상은 동시다발적으로 옵니다. 온몸이 종합병원이라는 말을 들어 보셨을 것입니다.

나 자신을 돌아보자

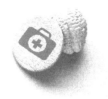

생체시계를 살리자

우리 몸엔 신체 리듬을 조절하는 '생체시계'가 있습니다. 이 생체시계는 우리 몸의 신체 리듬을 조절하기 위해 햇빛을 이용합니다. 아침에 강한 햇빛을 받으면 생체시계는 하루의 시작 단계로 정해집니다. 이후 약 12시간 후부터 졸음을 유발하는 호르몬인 '멜라토닌'이 분비되어 잠이 듭니다. 그래서 흐린 날엔 우리 몸이 낮과 밤을 잘 구분하지 못하기 때문에 생체시계가 완벽히 조정되지 않아 피곤해집니다. 이렇듯 우리 몸은 생체시계를 통해 신체 리듬을 조절합니다. 신체 리듬이 잘 조정되면, 파킨슨 환자의 건강에 큰 도움을 줍니다.

생체시계를 유지하기 위해 아침, 낮, 저녁으로 실천할 수 있는 몇 가지 방법을 정리해 봅니다.

첫째는, 매일 같은 시간에 일어나기입니다. 하루의 '수면-각성' 리듬을 규칙적으로 설정하기 위해서는 기준이 되는 시점이 필요한데, 이를 잠자리에서 일어나는 시간으로 조절하는 게 가장 적절합니다. 둘째는, 기상 후 밝은 빛을 쬐는 것입니다. 그러므로 가능한 한 야외로 나가 빛을 쬐는 것이 좋습니다.

그리고 가급적 낮잠을 피하고 사정상 낮잠이 필요한 경우에는 오후 3시 이전에 30분 이내로 자는 것이 좋습니다. 셋째는, 저녁에는 몸과 마음을 안정된 상태로 유지하는 게 중요합니다.

> 66 **파킨슨 환자가 반드시 해야 할 일이에요**
>
> 병이 깊어지면서 나의 생체시계를 되돌릴 수 없을 지경까지 이르기 전에, 아침 시간이 안 되면 잠자는 시간을 정해서 10시경에 잠자리에 들어가는 습관의 생체시계를 만들어야만 합니다. 글 쓰는 본인도 수시로 이 규칙을 깨뜨리지만, 늘 지켜내려 노력합니다. 그래도 '나는 못 해~! 별로 생각하고 싶지 않아. 그것도 일종의 긴장일 뿐이야.'라고 해 보지도 않으려 하신다면, 그건 심하게 말해 파킨슨병의 대체의학 부문에서 손을 놓으시는 것과 같습니다. 꼭 생체시계를 만들고, 생체 리듬을 찾아보세요. 새벽에 숙면 동안 뇌척수는 뇌의 하루 부산물을 청소하고 또 다음날을 위한 호르몬을 생산하는 데 많은 일을 합니다.

스트레스의 주범은 내 생각

우리는 어떤 일로 스트레스를 받고 있습니다~든지 이러저러한 사람이 나한테 스트레스를 준다는 말을 자주 합니다. 사실 스트레스는 정신적, 신체적으로 병을 유발하기도 하고 심지어 죽음으로까지 가는 경우가 있습니다. 오늘날 우리의 외부 환경은 어지러울 정도로 급속하게 변하고 있는데, 그 변화에 대처할 수 있는 우리의 능력은 그만큼 빨리 변하지 못하기 때문에 스트레스를 경험한다고 볼 수 있습니다.

스트레스와 관련해서 우리가 잘못 인식하고 있는 것이 여러 가지가 있는데, 그중 가장 근본적인 것은 내 생각의 문제입니다. 우리가 스트레스라고 부르는 것은 외적으로 어떤 것이 원인이 되었든 그 상황에서 내가 불편이나 고통을 느끼고 견디기 어려운 상태를 말하지요. 즉, 불편이나 고통의 형태로 나에게 뭔가 변화가 필요하다는 신호가 올 때 우리는 그것을 스트레스라고 부릅니다.

그런데 사실 불편이나 괴로움을 느끼고 인식하는 것은 순전히 '나'의 관점입니다. 다른 사람들을 포함한 주변 상황은 좋든 나쁘든 그저 하나의 상황에 불과합니다. 다시 말해서 그것을 나쁘다(괴롭다) 또는 좋다(즐겁다)고 보는 것은 내 생각입니다. 따라서 내가 자발적으로 그렇게 받아들이는 것이지, 남이 '주는' 것이 아닙니다. 어떤 누구도 내가 그렇게 생각하도록 강요하는 사람은 없기 때문입니다.

그런데 우리는 내가 왜 불편이나 고통을 느끼는가? 그리고 '내가 어떻게 달라져야 하는가?'를 생각하기보다는 외적인 상황만을 탓하며, 마치 외부 조건만 달라지면 아무 문제가 없을 것처럼 사람이나 환경만을 바꾸려고 하는 경향이 있습니다. 그러나 어떤 상황에서든 내가 남이나 외부 조건을 탓하는 한, 나는 근본적으로 그 상황을 벗어나지 못합니다. 왜냐하면 남을 탓하는 것은 그 사람에게 나의 문제를 해결해 줄 권한을 넘겨주는 것을 의미하고, 따라서 그 사람의 처분에 나를 완전히 맡기는 셈이기 때문입니다. 그것은 자신을 스스로 나약하게 만드는 일입니다. 다행히 남들이나 주변 상황이 변해 줄 수 있는 경우라면 참 좋겠지만, 그렇지 못한 경우가 사실 더 많습니다. 또 설령 스트레스를 유발하던 요인들이 없어질 수 있다고 해도 그런 상황에 대처하는 내 태도가 달라지지 않는 한 비슷한 조건만 갖춰지면 스트레스는 다른 형태로 언제든지 다시 나타날 수 있습니다. 원인은 생각해 보지 않고 증상만 제거했기 때문입니다.

따라서 스트레스에 대한 가장 확실한 처방은 내가 처한 상황이 나에게 어떤 변화를 요구하는가를 알고, '내'가 그렇게 변하는 것입니다. 그리고 놀라운 것은 내가 조용하게 변하면 남들의 행동도 예전과는 달라진다는 사실입니다. 그러나 남들이 변하고 안 하고는 그들의 선택이고, 나는 나의 평화와 행복을 위해 내가 할 일을 하면 되는 것입니다. '스트레스를 받는다.' 말하기 전에 누가 스트레스를 주는가를 생각해 봅시다.

플라세보 효과와 강박관념

파킨슨병 환자는 플라세보 치료로 뇌 내 도파민의 분비가 증가한 것으로 밝혀졌지만, 강박관념에 사로잡혀 도파민 분비가 감소한다는 사례를 놓고 인위적이라도 플라세보 효과를 올리고 같은 상황 속에서 강박관념을 가지지 않을 수 있을까를 생각해 봅니다.

죽을 곳인지 뻔히 알면서도 남편이 가자는 데로 사지를 알고 따라 들어가는 것은 의심의 여지가 없는 '믿음' 때문입니다. 나를 나쁘게 하지 않을 것이라는 걸 알고 따라가는 거, 그러니까 그런 부분을 서로 신뢰감을 아주 높게 만들어야 이루어질 수 있는 것입니다. 그렇듯이 내 맘 내 몸이 서로 그런 관계가 유지가 돼야지 몸이 빨리 회복이 될 수가 있는 것입니다. 왜냐하면 일단 우리가 좋은 걸 찾아서 먹는 것도 중요하지만, 해로운 걸 덜 먹고 안 먹고 그러는 것이 몸을 관리하는 데 훨씬 좋은 것입니다.

몸과 마음도 마찬가지입니다. 몸은 마음하고 절대적으로 같이해야 하는 것입니다. 그래서 몸이 하자는 대로 마음이 따라가 주어야 하고, 마음이 하자는 대로 몸이 따라가 줘야 합니다.

독소가 만들어지지 않게끔 관리하는 거를 일례로 들기 위하여, 마음이 아이스크림이 당긴다고 가정해 봅시다. 그런데 몸이 이렇게 말합니다.

"먹지 말아⋯."

"왜?"냐고 마음이 묻습니다. 그러니까 몸이 답합니다.

"먹어보니까, 입에선 달콤한데, 먹고 보면 몸이 해롭더라. 힘들더란 말이야. 그러니까 먹지 말아~!" 하고 몸이 말합니다. 그러니까 마음이,

"그래, 알았어. 내가 그렇게 할게⋯."

라고 아이스크림을 거절합니다. 그렇게 아이스크림을 먹지 않게 되면서, 결국은 내 몸이 건강을 유지하게 됩니다. 근데 그게 불협화음이 있어서 "먹을래~"와 "먹지 말아~"로 몸과 마음이 서로 다른 생각으로 대립하게 되면, 그거는 몸이 상하게 된다는 뜻입니다. 그렇듯이 서로 도와주는 관계, 그다음에 서로 신뢰하는 관계, 그걸 유지할 수 있도록 자꾸 노력해 주어야 합니다. 그런데 이러한 노력은 큰 것으로부터 시작하는 것이 아니라 사소한 것, 실천하기 쉬운 작은 것부터 시작하는 자세가 필요합니다. 그러니까 마음을 편안하게 하면서 몸도 편안하게 하고, 같이 릴렉스 하게 좀 풀어주는 역할이 필요한 것이지요. 어깨에 힘이 들어가지 않도록, 그렇게 편안하게 내려놓으면 마음도 편해지면서 보여주는 시야가 좀 넓어집니다. 이러한 시야를 활용해서 '아이스크림을 안 먹으면 몸이 좋아질 것'이라는 확신을 갖는 플라세보 효과와 '이것 먹고 분명 몸이 나빠질 텐데~' 하는 강박관념을 벗어나

몸과 마음이 대화하는 걸 느껴야 합니다. 그래서 일단은 나한테 좋은 걸 먹느냐 나쁜 걸 먹느냐를 잘 체크를 해봐서 그것을 좋은 쪽으로, 즉 그 결과물이 좋은 결과가 나오는 쪽으로 자꾸 서로 몸과 마음이 힘을 합치는 것이 어떤 병이든 빨리 낫게 하는 지름길입니다. 우리가 몸에 안 좋은 걸 먹게 되다 보면 그게 독소를 생산하고, 또 독소를 해결하기 위해서 쓸데없는 에너지를 많이 쓰게 됩니다. 그래서 몸은 몸대로 그만큼 피곤하고 또 힘들어지게 되는 거지요. 결국, 병은 차츰 회복되는 플라세보 효과를 보이는 것이 아니라, 오히려 조금 물러나는 쪽, 안 좋은 쪽, 즉 강박관념 쪽으로 후퇴하게 되는 것입니다.

우리가 가끔 생활합니다 "어디가 좋아졌어?" 물으면,

"이게 이만큼 좋아졌어."

"허리가 이렇게 좀 아프던 게 없어졌어."

"어깨가 좀 잘 안 돌아가던 게 잘 돌아가."

라며, 조금씩 변화되면서 좋아지는 그런 증상이 표현합니다. 그때 그것을 희망, 또 그것을 새싹, 그것을 새순으로 생각해서 그걸 마음속에서 자꾸 키워야 합니다. 그래서 내 몸속에 있는, 내 생각 속에 있는 그 부정의 생각을 자꾸 밀어내는 큰 거목으로 자라날 큰 싹으로 키우듯 마음도 그렇게 키워서 나쁜 부정의 강박관념을 밀어내야 합니다. 또 옛날에 아파보았던 깊은 감정들이나 트라우마를 밀어내고 쫓아내는 쪽으로 그렇게 몸을 만들어 주어야 합니다. 그래서 나는 건강해질 수 있고, 이 치료는 반드시 나를 치료해 줄 것이라는 플라세보 효과의 마음을 만들어 주시면 치병하는 데 훨씬 도움이 될 곳입니다.

모든 것을 바꾸고, 변화시키자

성취감 그리고 뭔가 열심히 했을 때 마음속에서 나오는 만족감 이것이 도파민이라는 호르몬입니다. 이 도파민이 나올 수 있는 상황은 언제일까요?

하나, 새로운 것에 도전할 때입니다.

똑같은 상황을 계속 반복하다 보면 사람은 매너리즘에 빠집니다. 도파민을 많이 분배시킬 수 있는 사람들은 대부분 새로운 것에 도전하는 걸 좋아합니다. 즉, 새로운 것을 만드는 걸 좋아하는 사람들에게 도파민이 더 많은 보급이 됩니다. 새로운 상황에서 훨씬 더 도파민 분비가 의욕적으로 사람을 바꿀 수 있다는 것입니다. 여러분도 이제 새로운 걸 시도해 보세요.

둘, 치유를 위한 새로운 모습의 자기 변화를 시도할 때입니다.

치료 약이 있는 것은 아닙니다. 다만, 현대의 엄청난 과학의 발전은 그 파킨슨병의 원인도 알아내고, 그에 대한 치료 약은 아닐지라도 증상의 개선하는 약일지라도, 이를 개발하고 발전시켜서 많은 우리 파킨슨병 환우에게 엄청난 도움을 주고 있습니다. 감사의 말밖에는 더 이상의 말이 필요가 없는 듯합니다.

하지만 과학은 파킨슨병의 원인은 알아냈지만, 그 원인의 원인을 아직 못 알아낸 것이 치료 약 개발을 가로막고 있는 것은 아닐지 생각이 듭니다. 그 원인의 원인, 저는 치병의 시작을 거기에서부터 시작하였습니다. 지금 나타나고 있는 현상들보다는 본질 쪽으로 보기 시작했다는 말이 맞을지 모르겠습니다. '내 병도 내 몸속에서 일어난 것이고, 또 치료도 내 몸속에 있습니다.'라는 다소 엉뚱한 말 같지만, 그 말이 저에게는 섬광같이 와닿았습니다.

돌이켜 생각해 보면 이 파킨슨이라는, 긴장의 연속에서 온 이 병은 아주 오랜 세월 동안 더러는 내게 직접 간접 느끼게 하면서 서서히 나를 잠식해 오고 있었음을 알게 되었습니다. 지금, 그 과정을 정리하면 다음과 같은 것들이었습니다.

① 잠은 피곤하면 그냥 자면 되는 줄 알았습니다. 아니더군요. 피곤에도 여러 종류가 있으며 잠에도 여러 종류와 질의 좋고 나쁨이 있었습니다.

② 먹는 거는 배고프면 그냥 먹으면 되는 줄 알았습니다. 아니더군요. 좋은 음식 나쁜 음식이 있었고 체질에 맞는 음식도 따로 있더군요.

③ 움직임~, 운동이라 하기에는 좀 어색한 생활 속의 움직임들, 단지 필요할 때 내 팔 내 다리로 움직이면 되는 줄 알았습니다. 아니더군요. 다 뇌에서 명령을 내려야 움직일 수 있는 것이더군요.

④ 내 배 속 장기들에 음식을 들여보내면 알아서 소화 시키고, 흡수할 것 흡수하고, 내놓을 거 내놓는 줄 알았습니다. 아니더군요. 장기들도 힘들어 아우성치는 때도 있고 편안한 적도 있고 상당히 유기적임을 알게 되었습니다.

⑤ 빨간 피, 손가락 끝 조금만 찔러도 나오는 빨간 피는 당연한 줄 알았습니다. 아니더군요. 꺼먼 피, 덩어리 피, 끈적거리는 피, 묽은 피, 피에도 종류가 많음을 알게 되었습니다.

우리가 먹는 고마운 과학의 약은 이런 내 몸속의 어느 부분을 정확히 찾아 들어가 보충도 해 주고 더러는 감하기도 하면서 증상의 괴로움을 얼마만큼씩 잊게 해 줍니다.

우리가 하고 있지만 일부는 하기 싫고 어렵기도 한 근육의 움직임, 즉 운동은 이런 내 몸속의 모자라는 부분들이 소실되어 가는 부분들을 붙잡아주고 원활하게 하여, 온몸의 물리적 화학적 반응 들을 좀 더 명쾌하게 만들어

줍니다. 저는 물리적 화학적 반응 들을 별개로 생각하지 않고 있습니다.

인체의 기본 리듬 먹기/ 자기 배설하기/ 모든 인체의 영양과 노폐물을 걷어가는 피의 소중함/ 기기묘묘한 인체 속에서 일어나는 일들에 우리의 자율신경들이 알아서 슬슬 왔다 갔다/ 대충 숨 쉬어 산소 들여보내고/ 적당히 양분 주면 되고/ 적당히 체온 조절하고/ 운동하고…….

그러나 이제부터는 더 이상, 대충이라는 단어는 우리 환우들에게는 통할 수 있는 말이 아닙니다. 그렇다고 뭔가 해야 한다고 긴장하여 덤빈다고 되는 일도 아닙니다.

긴장하지 말고 담대해 보십시오.

게을러지고 싶지만, 일어나 움직여 보십시오.

저는 감히 말하고 싶은 치유 방법이 있다면

지금까지 살아온 방법과 반대로 살아보시기를 권하고 싶습니다.

새로운 상황: 새롭게 어떤 비전을 제시해 주고, 그다음에 새로운 상황에 대해서 우리가 어떻게 바뀌었나를 봅니다.

실천해 보자
바꿔~

바꿔~ 바꿔~ 바꿔~ 바꿔~

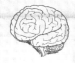

ㅇ 우선 평소에 가지고 있는 식성을 바꿔보자.

ㅇ 하지 않던 말과 말투로 바꾸어 보자.

  - 말은 나를 표현하는 가장 구체적이고 총체적인 도구이다.

  - 말이 바뀌면 내가 바뀐다.

  - 평소에 쑥스러워하지 못하던 말들을 해 보자.

  - 평소에 습관적으로 사용하는 말과 말투도 바꾸어 보자.

ㅇ 듣지 않던 소리도 바꾸어 들어 보자.

ㅇ 안 하던 스타일, 안 입던 색의 옷으로 바꾸어 보자.

ㅇ 보지 않던 것들을 보고 가지 않던 곳도 바꾸어 가 보자.

ㅇ 좀 어렵지만 안 하던 짓도 해 보자.

ㅇ 지금부터라도 간단한 또는 하고 싶었던 그 무엇이라도 부담 없이 배워보자.

ㅇ 생각을 바꾸어 보자. 그리고 끊임없이 행동(ACT)하자. 병의 근원인 나
  는 그대로 있으면서 의사들이, 특효약이 나를 고칠 수 있다고 생각한다
  면 오산이다. 내가 달라져야 한다. 내가 바뀌면 내 병은 이미 머물 곳이
  없다.

실천해 보자 바꿔~ 바꿔~

파킨슨병 치유를 위한 준비

치유를 위한 준비
시기를 놓치지 마라
치료의 기준이 필요하다

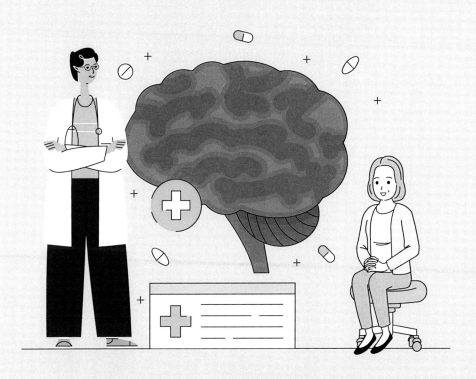

치유를 위한 준비

내 몸에는 얼마나 독소가 쌓였을까?

이제 확진을 받은 지 16년째로 접어들다 보니, 이제는 감추려야 감추기가 힘들어지고 회복이 더디고 증상이 빨리 옵니다. 오랜 기간 치병을 하면서 철렁하게 느끼는 때가 있다면, "오로지 운동과 양약만이 살길입니다."라는 슬로건이 진리요 해답임을 못 박는 글을 대할 때입니다.

'운동과 양약만이 살길입니다.'를 주창하시던 오래된 환우분들도 세월이 흐를수록 뭐 좋은 거 없나? 뭐 좋은 방법 없나? 찾기는 마찬가지입니다.

일단 파킨슨병을 잘 이해해야 합니다.

몸 일부에 오는 병이 아니다. 온몸 전체로 오는 병입니다.

뇌병으로 국한하여

중뇌의 흑질 크기로만 매달려서도 안 되지만

뇌병임을 인정도 해야 합니다.

체내 독소를 제거하려면 규칙적으로 운동하고 물을 자주 마시고, 아침마다 스트레칭이 도움이 됩니다. 다음은 독소의 단계별 증상 확인법입니다.

단계	증상
1~2단계	만성피로, 뒷목과 어깨결림, 두통, 어지럼증, 잦은 감기, 몸이 무겁다. 많이 자도 피곤하다. 아랫배가 나오고 차다.
3~4단계	소변이 시원하지 않다. 자주 붓는다. 소화 불량, 구취, 수족냉증, 과민성 대장, 만성 부종, 만성 위 질환, 장 질환, 안구 건조, 여성질환(생리통, 자궁근종 등), 만성 변비, 설사, 만성비염, 알레르기, 급격한 체중 증가, 축농증, 성장 부진, 만성통증, 불면증
5단계	당뇨, 고혈압, 고지혈증, 지방간, 아토피, 천식, 콜레스테롤 증가, 간 수치 상승, 우울증, 공황장애, ADHD 등 검사상 이상 소견들이 나타남.
6단계	암, 치매, 중풍, 파킨슨, 심장질환, 자가 면역질환 등 난치성 질환으로 진행됨.

파킨슨 치료, 내 몸 들여다보는 건 절대적

그런데 이런 글을 쓰면서 항상 조심스러운 것은 아직 치료 약이 없는 상황에서 괴로운 몸을 가지고, '~카더라'에 민감하신 환우분들이 의외로 많으시다는 점입니다. 저는 치병법에서는 만 원 단위 이상의 비용이 필요하다면 별 관심을 두지 않습니다. 왜냐하면 경제적 문제가 있으면, 금방 벽에 부딪히기 때문입니다. 그 점 유의하셔서 치병하실 때 다음을 참고해 보세요.

첫째, 경제적 부담 없이 좋다면 해 보시고, 몸에 반응이 좋으면 놓치지 마시고 꾸준히 하십시오.

둘째, 처음 확진 시부터 내 몸을 살펴 가십시오. 외부에서 들어오는 것보다 내부를 먼저 점검해 보십시오. 약이 들어와 효과를 발휘하도록 몸을 만들어 주는 것입니다.

파킨슨은 대략 두 종류로 찾아옵니다. 물론 알 수 없는 많은 종류가 있겠지만, 일반 환자로서 분류하고 대처하고 있는데, 그것이 대충 맞았습니다.

그 종류는 다음과 같습니다.

먼저 예민하여 마음의 상처를 잘 받고, 긴장하고, 스트레스를 받음으로써 오는 혈류 형입니다. 스트레스를 받거나 긴장하게 되면 근육이 수축합니다. 그러면 근육의 사이사이를 흐르는 혈은 당연히 흐름에 방해를 받을 수밖에 없습니다. 따라서 혈이 정체되고 고인 곳은 염증이 생기고, 무엇인가 병이 생길 수밖에 없습니다. 이런 경우 제대로 하는 명상 하나만으로도 효과가 좋을 수도 있습니다.

다음으로는 그다지 예민하지도 않고 별 특이한 것이 없는 경우, 오랜 기간 장이 제대로 기능을 못 할 때 생기는 유형입니다. 이 경우, 장 누수, 변비 등 기능의 약화로 장에 독소가 쌓일 뿐 아니라, 대사에도 문제가 생깁니다. 이때 가장 쉬운 배 마사지만으로도 좋은 효과를 볼 수도 있습니다.

여기서 말씀드린 '좋은 효과'라는 것은 약이 빨리 돌고 효과 시간이 길어짐을 말합니다.

약과 운동은 파킨슨병에 너무 필수라 더 이상 거론할 가치조차가 없다고 생각합니다. 그런데 거기서 끝나면 안 됩니다. 내 병이 머리로부터 왔는지, 장으로부터 왔는지, 아니면 스스로 나를 볶은 것이 무엇인가를 잘 판단해 보십시오.

초기에는 어느 정도는 스스로만 아는 기준으로 판단이 서지만, 세월이 지나면서부터는 모두가 다 한꺼번에 오기 때문에 닭이 먼저인지 달걀이 먼저인지 헷갈리고, 어느 한 방향으로 판단하기가 어렵게 됩니다. 그런데 처음부터 방향을 잘 잡고 나가시면 훨씬 수월하면서도 효과적인 치병 생활을 할 수가 있습니다. 이제 확진 받은 환우들은 '내 몸을 들여다보고, 생각하고, 꾸준히 실천하라.' 이 말을 꼭 기억하시기를 바랍니다.

시기를 놓치지 마라

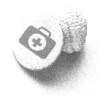

허니문 기간이란?

우리가 앓고 있는 파킨슨병은 병원의 과학적 방법으로는 치료될 수는 없는 병입니다. 그러나 처음 파킨슨 시절에는 어떻게든 무엇인가를 조금만 하면 괜찮아질 듯 생각이 들기도 합니다. 그래서 병을 만만히 보아도 될 것 같은 안이한 생각에 빠져들기도 합니다. 이런 생각을 하고 있을 즈음, 다른 병에는 없는 '허니문'이라는 기가 막힌 기간이 우리에게 주어집니다.

꿈같이 지나가는 허니문 기간, 이 기간은 약 효과가 잘 나타나 거의 정상 생활을 할 수 있는 그런 느낌이 정말 꿀맛 같다고나 할까요? 이 기간이 지나면서 약으로 정상과 비정상을 오락가락하는 증상이 표출되기 시작합니다. 즉 약이 전부가 아니라는 생각을 하게 되는 것입니다. 환자들이 이용하는 대체 치료법은 물론 의학적으로 증명된 것은 아닙니다. 그렇다고 해서 대체요법을 부정할 수만은 없다고 봅니다.

아직 치료 방법이 없는 뇌의 병, 파킨슨 환자들도 인간다운 삶을 누릴 수 있어야 합니다. 그러므로 인간으로서의 총체적인 접근이 필요하며, 이들이 병을 이겨내는 데 도움이 된다면 병원의 의사들도 대체의학을 수용하는 의식 전환이 필요하다고 생각합니다. 대체의학을 엉터리 사기 요법으로만 취급하지 말아 주었으면 합니다.

임상 절차가 끝난 과학적 방법만이 파킨슨 치병의 전부가 아니라는 것이 제가 투병 생활을 통해 얻은 경험입니다. 앞서도 언급했듯 선진국들에서도 대체의학을 통한 파킨슨병 치료 방법에 공개적 관심을 보이기 시작했습니다. 우리 의학계도 치료 약이 없는 난치성 질환에 대한 공개적인 실태 파악과 검증 작업을 적극적으로 실시하길 기대하며, 아울러 효과성이 입증되고 있는 대체요법에도 관심을 가졌으면 좋겠다는 생각을 가집니다.

착한 파킨슨병이란?

우리는 착한 파킨슨병이라든지, 순한 파킨슨, 심지어는 가짜 파킨슨 환자라는 말까지 들어 본 적이 있습니다. 그렇다면 '진짜 착한 파킨슨병은 무엇일까?'에 대하여 찾아보았습니다.

"

착한 파킨슨병이 무엇인가?
증상이 급격히 나빠지지 않고 멈춘 상태에서
정상적인 일상생활에서 거동이 약간 불편한 정도의 모습으로
오랜 기간 병세를 유지하는 경우를 말합니다.

"

그렇다면 착한 파킨슨병은 왜 왔을까? 대뇌의 도파민 분비 능력은 나쁘지 않고, 도파민의 활동을 저해하는 도파민 저항성이 강해져서 도파민이 역할을 제대로 못 하는 경우가 파킨슨 원인이 되는 경우랍니다.

본인만이 알 수 있는 본인의 과거 상태가 어떤 큰 트라우마가 있든지 긴장과 스트레스의 지속성, 지나치리 예민한 성격인 분들인 경우는 마음의 치료가 반드시 병행되어야 합니다.

어떻게 해야 좋게 오래 유지될까? 마음속 울화나 우울을 잘 풀어내면 병의 증세가 호전되는 경우가 많습니다. 파킨슨병을 모두 똑같은 병으로 생각하지 마시고 자신에 다가온 파킨슨병을 정확히 알아가셨으면 합니다.

스티브 잡스도 치료 시기를 놓쳤다?

스티브 잡스가 생명을 구할 수도 있었던 췌장암 수술을 9개월이나 미뤘던 이유는 무엇일까요? 잡스는 췌장암에 걸렸으나, 그 암 종류는 수술로 치유될 수 있는 희귀한 것이었습니다. 그러나 잡스는 수술을 거부했습니다. 잡스가 수술을 거부한 이유는 신체 여는 것을 원치 않았고, 그런 방식으로 영적인 것을 위반하는 것을 원치 않았다고 합니다.

그렇듯 스마트한 사람도 수술 대신 영적 치료와 대체 의학 같은 것들에 의존했다는 이야기들을 합니다. 잡스는 결국 9개월 후에 가족과 친구들의 권유로 수술을 받았는데, 그때는 이미 암세포가 그의 몸에 퍼진 후였습니다. 잡스는 심지어 비밀로 암 치료를 받을 때까지도 그 질병의 심각성을 경시했고, 결국 수술을 늦춘 자신의 결정에 대해 늦은 후회를 했다고 합니다.

개인적으로 이 이야기를 듣고 매우 안타까웠습니다. 잡스가 희소병인 췌

장염에 걸렸지만, 결국 적절한 때에 수술받아 완치에 가깝게 낫는 줄 알았습니다. 하지만 진실은 결국 수술 시기를 놓쳤다는 데 원인이 있었습니다. 그것도 대체의학이나 영적 치료 때문이라는 이유였습니다. 한국에서도 신앙의 힘으로 앉은뱅이를 서게 하고 앞을 못 보시는 분이 볼 수 있게 한다는 사이비 종교가 보도되기도 합니다.

안타까운 타계 소식을 접한 네티즌들은 대체의학이 당당히 난치병 치료법으로 행세하는 현 상황을 없애야 한다고 분노하기도 했습니다. 질병 예방이나 나중의 회복에는 좋을지는 모르지만, 당장 암에 걸린 사람에게 영적 치료나 대체의학은 오히려 수술 시기를 놓치게 해서 병을 악화시키거나 죽음에 몰아넣을 수 있는 위험한 의식이었습니다. 스티브 잡스의 이야기는 2012년의 일입니다. 내가 초파[1]를 면하려던 때의 대체법에 대한 당시의 일반적인 사회 인식은 그렇게 부정적인 것이었습니다.

제가 처음 이 병에 대하여 알게 된 때를 잠깐 소개합니다. 어느 날이었죠. 가만히 있는데 왼쪽 팔의 떨림이 있었습니다. 별스럽지 않게 여기고 동네 내과에 진료를 가니, 의사 선생님이 심각한 얼굴로 저를 바라보시는 거였습니다. 그리고 아무 말씀도 안 하시고 서 있는 나에게 큰 대학병원을 가 보라고 약 처방 하나 없이 달랑 소견서만을 한 장 써 주셨습니다. 그 소견서를 들고 병원을 나온 것은 2008년 8월의 일입니다. 약간의 떨림이 있었지만, 온몸에 파스를 붙여가며 견디다가 아무래도 심상치 않아 집에서 가까운 강남 세브란스병원으로 가서 이○○ 선생님께 파킨슨이라는 확진을 받았습

---

[1] 파킨슨병 초기에 약 효과가 잘 듣는 때를 따로 구분해서 환자들이 사용하는 용어입니다. 파킨슨병 확진 받은 지 얼마 되지 않은 환자라는 의미로도 사용합니다.

니다.

차츰 이 병이 무엇인지를 알아가게 되었습니다. 치료 방법은 없다는데 어떡하든 방법을 찾고 싶었습니다. 병원에서 하는 공개강좌를 따라다녔습니다.

대형 병원을 따라다녀 얻은 것은 오히려 마음의 대못이었습니다. 유명인들의 벌벌 떠는 말기의 모습을 보여주더니, 결론은 아직 치료법이 없다는 거였습니다. 그런 후 저는 다시는 병원 강좌에 참석하지 않았습니다. 혼자 철옹성을 쌓고는 그저 나름의 인터넷 정보사냥을 하였지요. 그때부터 모은 자료가 꽤 되며, 쓸데없는 정보부터 알고자 했던 정보까지 모으고 또 모았습니다. 저는 초기부터 대체 치료법을 계속해서 말하고 있었습니다. 교양강좌를 다니다 치료 약이 없다는 결론은 저에게는 무척 충격이었습니다. 제가 얻은 결론은, 양약은 증상 완화 정도에 그친다는 사실과 파킨슨 치료는 현대 과학으로는 치료는 불가능하다는 사실이었습니다.

처방되는 약과 외부적 근력을 만들어 가는 운동과는 별개로 우린 우리 치병을 위해서 해야 할 일이 무엇일까를 생각해 봅니다.

장의 기능 저하나 장 누수 현상으로 새어 나온 오염된 물질들이 핏속으로 스미어 피를 오염시키고, 그 '오염된 피가 심장에 들어갔다 나왔다'를 반복하면서 우리의 심장은 깜짝깜짝 놀라며 두근거리기도 하는 약한 심장이 되어 있습니다. 그리고 구부정한 거북목, 앞으로 굽은 가슴, 기도와 식도의 구부러짐으로 쌓인 먹은 음식 찌꺼기로 인한 가래의 이물감, 급기야는 폐렴에 걸리거나 오랜 기간의 긴장 상태로 인한 자율신경의 망가짐, 스트레스와 장기의 약함으로 인힌 면역력 저하와 같은 온갖 증상들이 모두 한꺼번에 몰아쳐 오는 것을 알게 되었습니다.

나를 포기할 수는 없습니다. 그래서 더 알아야 합니다. 우리가 먹는 레보도파 약과 보조제들은 몸에서 생산해 내지 못하는 도파민, 그것도 중뇌 흑질 부위의 소실된 곳을 표적으로 만들어져 치병에 도움을 주고 있습니다. 파킨슨병의 주 증상은 떨림과 굳음과 서동입니다. 이 중에 계속적 떨림은 마치 머리에 권투 잽으로 두들겨 맞는 것 같습니다. 그리고 굳음은 인체의 근력을 떨어뜨리며, 서동은 움직임 자체가 서서히 둔하게 되어 가는 증상입니다. 떨림, 굳음, 서동으로 인한 온몸의 망가짐을 고려치 않은 채 만들어진 양약은 아마도 가지 않아 한계를 드러내겠다는 사실만 정확히 알게 되었습니다.

파킨슨을 이겨낸 사람들의 공통점

○ 모두가 강한 자기 이미지로 생활 태도를 바꾸었다.
○ 그들은 모두 치료 결과에 대한 기대감(희망과 신뢰)을 가지고 있었다.
○ 모두 자신의 치유를 스스로 관리했다.
○ 모두 자신들 스스로 개발과 치료 공부를 게을리하지 않았다.
○ 모두 외부로부터의 어떤 종류라도 건강에 부정적인 영향을 받지 않도록
  자신을 방어했다.
○ 모두 스트레스를 피했고 자신에게 인내하는 법을 배웠다.
○ 모두 어떤 형태 건 운동을 하였다.
○ 모두 자신의 파괴적인 생활 습관을 버렸다.
○ 모두 질문을 하고 대답을 요구하는 까다로운 환자들이었다.
○ 모두 자신들을 위한 끈질긴 투사들이었다.
○ 모두 한 가지 약이나 치료법으로 나을 수 없다는 것을 알고 있었기 때문에 생을
  강화할 수 있는 다른 요소들과 형태들을 융화? 흡수할 수 있는 길을 모색했다.

○ 모두 삶의 목적 같은 것(무엇이든)을 학수고대하고 있었다.

○ 혼자가 아니라는 것을 다짐하면서 새로운 친구 관계를 맺었다.

○ 모두 내재적으로 고요함을 지키는 법과 유머 감각을 늘려갔다.

○ 모두 각자 자신의 방법대로 영적 활동과 사랑을 통한 치유를 추구했다.

손자병법에 지피지기(知彼知己)면 백전백승(百戰百勝)이란 말이 있습니다. 병을 이긴 사람들의 공통점을 알고 이를 성실히 따를 필요가 있다고 생각합니다.

"
호랑이한테 잡혀가도 정신만 차리면 살 수 있습니다.
"

"겁먹지 마라."

나는 수도 없이 이 말을 되뇌며 겁먹지 않으려 했지만, 나 혼자 속에서 올라오는 겁을 누를 수가 없었습니다. 어느 날 지금은 안 계시지만 「극복하기」 카페에 '다사리살판'이라는 한의사가 계셨습니다. 그분 왈, "호랑이한테 잡혀가도 정신만 차리면 살 수 있습니다." 정말 전광석화같이 머리를 때리는 말에 두려움을 어느 정도 털고 다시 치병에 매달리기 시작하였습니다. 저는 약을 부정한다거나 운동을 부정하지를 않습니다. 그런데 '못 고친다는데~, 치료힐 수 없다는데~.' 애들 칭얼댐도 아니고, 나 스스로 내 몸 구석구석 돌보기에 힘을 다했습니다.

바람 앞의 촛불

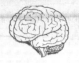

바람 앞의 촛불!
얼마나 나약한가?
콧김 하나로도 열 개 이상
촛불을 끄는 것을 TV에서 본 적이 있습니다.

불치병이라는 파킨슨병을 판정받은 날부터
나는 바람 앞의 촛불에 지나지 않았습니다.
아주 조그만 바람에도 흔들리고
콧김 정도에도 쓰러질 듯 휘청거리고
옆에서 조금만 건드려도 안 됩니다.
오로지 산소만을 무제한 공급해 줘야 하는
얇은 유리막 같아졌습니다.

누가 지나갑니다. 힐끔 보던가?
별일 아닌 것에도 서럽고~
작은 콧바람에도 흔들리는 촛불 같은 나이기에

— 버프람

치료의 기준이 필요하다

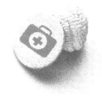

자연 치료(自然治療)란 무엇인가?

병의 치료에서 제일 간단한 방법은 약을 먹거나 수술하는 것입니다. 파킨슨병 확진 전에는 병에 걸리면 병원 가면 되는 줄 알았는데, 문제는 그렇게 해도 치료가 안 되는 병들이 더 많았습니다.

불치의 병에 걸린 사람에게는 살 수 있다는 긍정적 사고를 주문하기 이전에, 왜 살아야 하는지, '살아야 하는 충분한 이유'와 '살 수 있다는 희망'이 먼저 설명되어야 합니다. 환자의 생(生)에 대한 욕구는 누구든지 본능적으로 강할 수밖에 없습니다. 그러므로 살아야 할 이유와 살아갈 수 있다는 희망이 전제된다면, 절망의 깊은 골짜기에서도 의연하게 삶을 위한 걸음을 내디딜 것입니다.

요즘 〈자연인〉이라는 TV 프로에 사람들의 관심이 높습니다. 시청자가 많다보니, 어느 땐 채널을 옮기면 어기도 자연인, 저기도 자연인, 여러 채널에서 동시 방영되는 자연인을 자주 목격합니다. '자연인' 프로그램은 이런저런 사연으로 아무도 발걸음 안 하는 산골 오지에 혼자 살면서 오직 자연 속에서 여생을 살아가는 이야기를 보여주는 프로그램입니다. 자연 속으로 돌아가고 싶어 하는 현대인들에게 힐링과 함께 참된 행복의 의미를 전하려는 프로그램의 의도에 맞게 많은 사람이 대리만족으로 좋아하는 프로그램이지요.

그런데 프로그램에 등장하는 자연인들은 대체 어떤 사람들일까요? 그중에는 복잡한 도시에서 스트레스를 받거나 시끄럽게 사는 것을 피해서 들어온 사람도 많지만, 또 많은 이들은 과학적 의술로 병을 고치지 못해, 마지막 보루로 자연을 찾아듭니다. 고독한 자연을 찾았다는 것은 삶의 포기가 아니라 삶을 위한 강렬한 욕구 때문이라고 할 수 있습니다. '자연인' 프로그램에서는 결국 자연 속에서 불치병을 완치한 사람도 자주 소개됩니다. 파킨슨 환우 중에도 산속으로 들어가 치료해 보려는 사람도 제법 있습니다. 더러는 상당히 건강이 좋아졌다는 말도 들을 수 있습니다만, 간혹 안 가느니만 못하다는 말도 들립니다. 사람에 따라 다르겠지요.

애매모호한 치료의 기준점

제가 생각하는 파킨슨병은 증세가 다양하여 개인적인 잣대를 갖기가 참 쉽지 않습니다. 파킨슨병 연차로도 구별 짓기가 어렵고, 증세별로도 구별 짓기가 어렵습니다. 연차가 많으신 분들이 잘 지내시기도 하고, 연차는 초파라 해도 증세는 중증인 분들도 계십니다. 그래서 어디에 기준을 두고 나를 달래보나 생각해 봅니다

약 용량을 기준으로 놓기도 망설여집니다. 그것 또한 기준으로 하기에는 너무 다양한 증세가 있기 때문입니다. 그래도 요즘과 같은 최첨단의 과학

시대에 주먹구구로 '이것이 좋다 저것이 좋다' 마구잡이로 매달릴 수도 없습니다.

뭔가 과학적인 치료의 기준이 있어야 한다고 생각합니다. 파킨슨병 환자들은 퇴행성, 진행성이라는 테두리로 못을 박고 조그마하고 종류조차 많지 않은 화학 알약의 울타리 안에서 남은 목숨을 걸다시피 관심 밖으로 내몰려 있습니다.

환자는 몸의 상태에 따라 비록 작은 양일지라도 '우리 몸에는 초기일수록 도파민이 생성되므로 약을 조금 먹어도 됩니다' 정도는 알고 있습니다. 푹 자고 나면 도파민이 생성되어 그럭저럭 아침을 어정대면서라도 약 없이 보낼 수도 있습니다. 그러나 도파민이 부족하지 않도록 주의를 기울여야 합니다. 환자 자신만이 알 수 있는 몸의 도파민 상태에 따라, 양과 시간을 잘 조절할 수 있는 지식과 지혜를 키워야만 합니다.

확인되지 않은 많은 치병법이 우후죽순 난무하다 보니 환자 나름의 기준을 가지고 꾸준히 해 나가는 의지와 체력도 있어야 합니다. 비싸고 특이한 치료가 별 소용이 없는 파킨슨병은 일종의 생활 습관병일 수 있기에 생활 습관을 고치는 데 주력해 볼 필요도 있습니다. 뭔가 한 번에 나을 수 있는 특별한 방법을 기대하고 있다든지, 조급하게 빨리 좋아지려는 마음이 앞선다면, 그건 파킨슨병 치료를 머리로만 이해하는 것이지, 실질적으로 아는 것이 아님을 뜻합니다.

치료 기준 자체가 애매하다 보니 파킨슨병의 대체 치료법은 어려운 것입니다. 파킨슨병이라는 뇌병의 대체법은 아주 조금씩 개선된다는 특징이 있습니다. 그러므로 하다가 그만두면 안 하는 것만 못한 것입니다. 많은 환자는 대체법에서 금방 한 방에 '훅~' 하고 완치할 방법을 찾다 보니, 대체법이 소용없고 쓸데없는 것이라 비난받는 요소의 하나가 되었습니다. 물론 그중에 엉터리도 많이 있지만, 우리에게 직접 도움이 될 수 있다 생각되면 그에 대해 치열히 공부하고 한번 시작하면 결론이 나올 때까지 계속해 봐야 하지 않을까요? 그 결론 나올 때까지 계속하시는 분들의 수가 생각보다 적습니다. 그것이 매우 안타까운 일입니다. 대충 남이 좋아졌다는 말을 듣고 몇 번해 보다가 아무 사전 지식 없이 시행하다가 그만두면, 공연히 시간 낭비와 또 금전 낭비에 그치고 맙니다. 게다가 나에게 안 맞는 방법이라면, 병 나으려다가 더 깊이 도져버리는 나쁜 결론을 맞을 수도 있습니다.

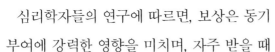

" 목표를 세우세요 "

파킨슨병에 대체 보완법은 쉬운 듯 생각되지만, 상당히 어려운 치료 방법 중에서 하나입니다. 금방 효과도 없이 꾸준히 해야 하는 것이기 때문입니다.

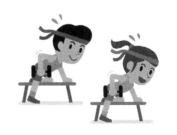

심리학자들의 연구에 따르면, 보상은 동기부여에 강력한 영향을 미치며, 자주 받을 때 효과가 더 크다고 합니다. 예를 들어, 몸무게 감량 목표에 보상을 설정하고, 목표를 세분화하여 자주 보상받게 되면 더 큰 동기부여를 제공한다는 것입니다. 작은 성공 경험을 통해 최종 목표 달성이 더 쉬워진다고 합니다.

목표를 향해 나아가는 중간에 보상받게 되는 경우, 지쳐서 목표 행동을 그만두는 일은 줄어들고 자신이 목표한 바를 실천할 수 있게끔 도와줍니다. 혹시 중간중간에 받는 보상이 마지막에 받기로 한 보상보다 작다고 할지라도 좀 더 의욕적으로 활동하게 할 수 있습니다. 한편 '몸무게 감량' 자체가 너무 구체적이지 못한 목표라고 생각한다면, '1주일 동안 물 이외에 음료수 마시지 않기'나, '보름 동안 운동 30분 하기' 등 구체적인 활동을 하나 정하여 목표를 달성할 때마다 점진적으로 목표 활동을 증가시켜 가는 것도 좋은 방법입니다.

나의 관심사를 공유함으로써 목표한 활동을 일상생활로 정착시켜 목표를 공유하는 주변인들의 격려와 질책을 통해 목표 활동을 지속적으로 실천하기 위해 노력할 수 있습니다. 또한 나에 대한 점검을 통해 내가 시간을 가치 있게 쓰고 있다고 생각할 수 있으며, 자신에 대한 자긍심과 자존감이 높아지기도 합니다. 물론 이 같은 목표 활동의 일상화 과정에서 조심해야 하는 것들이 있습니다.

자신이 목표한 바를 잘 지키지 못했다고 앞으로 나아가지 못하고 계속 제자리걸음을 하거나 완전 포기를 선언해 버리는 경우도 있습니다. 이에 사소한 실수는 잊고, 자신의 실패를 용서하고 다시 시작하는 것이 중요하다고 할 수 있겠습니다. 바로 작심삼일(作心三日)이 이러한 맥락과 비슷하다고 할 수 있겠습니다. 나에 대한 사랑과 함께 지속적인 노력이 있다면, 목표한 바를 잘 달성할 수 있을 거라 믿습니다. 건강한 나를 위해 원하는 습관을 지금 당장 작성해 보시는 것은 어떨까요?

파킨슨 대체 치병법의 실질적 적용

요즘 제가 심각하게 생각하고 고민하는 것은 파킨슨의 대체 치병법을 어떻게 실질적으로 치료에 적용할 것인가입니다. 나름 환우분들과 같이 체험도 해 보고 성과를 갖기도 해 치료 효과를 봤다는 사람은 있었으나, 나와는 거리가 먼~ 말로 왠지 요행을 바라는 무지하고 샤머니즘적인 것으로 인식되고 있습니다. 그간 저의 권유로 여러 가지를 해 보신 분들이 꽤 계시지만, 배 마사지 외에는 별 효과를 못 보신 듯합니다. 그러다 보니 앞장서 말하는 사람 따라 해 봐도 안 되니 더욱 대체법이 힘을 잃는 것 같아 미안함과 또한 책임감 또한 갖게 됩니다. 왜 그럴까? 나는 치병에 관하여 말하지 않고 몰래 한 것도 없는데~~. 욕을 먹어 가면서까지 조금이라도 환우들의 치병에 도움이 된다면 뿐인데……

"
대체 치병법도 증상에 따른 처방이 이루어져야
"

고민 끝에 알아낸 것이 있다면, 파킨슨병의 대체 치병법도 레보도파의 처방처럼 증상에 따른 정확한 처방을 해야 한다는 결론입니다. '~좋다더라', '~효과를 보았다더라' 등등~ 친구 따라서 강남 가듯 만만히 보고 대충하다가 마는 파킨슨병 대체법을 이제는 공개적으로 오픈해야 할 때가 된 듯합니다.

근육을 만드는 운동을 물론 해야 하지만 근육을 만드는 것 이상으로 굳어진 근육을 이완시키는 것도 중요합니다. 우리에게 약은 너무도 고마운 의지처이지만, 약에만 의지하다가는 우리에게는 또 다른 이상 운동이라는 무서운 것이 기다리고 있습니다. 운동과 약만을 강조하고 이에만 의지하면 노력의 한계가 너무 빨리 오는 것입니다.

파킨슨 치료법은 정답이 없습니다.

파킨슨병의 대체 치병법이 제대로 실제 생활에 적용되려면 우선은 나에게 맞는 치료법을 찾는 것이고, 그러려면 좀 더 많은 정보가 오픈되어야 합니다. 약과 운동의 자세하고 정확한 정보도 중요하지만, 대체 치료법 정보의 중요성 또한 간과할 수 없는 일입니다. 파킨슨 팬데믹이라는 말이 나올 정도로 이 병이 조용히 확산하는 요즈음, 이제 확진을 받거나 걱정하는 후배 환우님들을 위해 불편한 몸을 무릅쓰고 정리를 하고 있습니다.

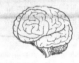

파킨슨의 치료자세

흑과 백을 나누지 말며
어느 것이 옳고 그르다를 논하지 말며
나만의 방법만이 최고임을 남에게 강요하지 말며
두루두루 보살피는 마음으로
나의 몸 구석구석을 보살피며

남이 효과 봤다고
무조건 따라 하지 말며

내 몸 내가 살피면서
여태 아무렇게나 내동댕이쳤던

내 것인 줄 알았던 내 몸에
미안하고
사과하는
마음으로

대했으면 합니다

— 버프람

파킨슨병 치료의 중심

생체 리듬을 만들자

잘 먹자

잘 싸자

잘 자자

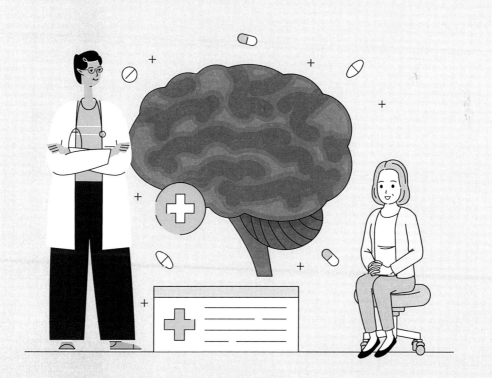

생체 리듬을 만들자

생체시계

생체시계라는 것을 어렴풋이나마 알기는 하지만, 그것이 왜 치병에 도움이 되는지는 별개 것으로 생각조차 하지 않으려 하였습니다. 그런데 이번에 불면 치료를 받아 본 안소정 교수님의 생체시계를 살리자는 말씀을 지키려다 보니, 나의 뇌가 명령을 안 해도 몸이 그 시간에 그 작동을 하고 있도록 내가 나를 훈련 시킨다면 치료의 승산이 있을 듯하였습니다. 우리는 해가 뜨는 아침에 일어나서 저녁까지 활동하고, 밤이 되면 자연스레 졸음이 몰려오거나, 다음날을 위해 잠을 청하게 됩니다.

깨어 있는 동안에는 매일 비슷한 시간에 식사합니다. 이러한 익숙한 생활방식 안에는 하루 단위의 생체 리듬이 존재하며, 생체시계의 조절을 받습니다.

생체시계를 만들려면~

어떤 임상 자료도 없고 누가 별로 해 보지도 않았고 그간 관심조차 없이 내려온 파킨슨병의 대체 치료 방법이 어렵고 별 소득이 없다고 생각되는 이유는?

길게 가야 하고 급하게 결과를 바라서는 안 된다는~ 우리 정서의 '빨리빨리'와는 너무 먼 면도 있습니다.

생체시계를 만들려 하신다면 무엇을 몸속에 집어넣어 결과를 얻으려 초조해 마시고, 몸속에 있는 것들을 정리하고 빼내는 생체시계 만들기를 주력해 보세요.

인간 생체시계와 질병

생체 리듬이라는 단어를 처음 접했을 때, 왠지 많이 접한 것도 같은데 좀 낯설었답니다. 단지 배꼽시계라는 단어가 생각났습니다. 점심에 배가 출출할 때, 뱃속 '꼬르륵~' 소리가 배꼽 생체시계 알람이었죠. 생체시계를 알면 알아갈수록 이 생체시계로 몸을 만들지 않는 이상, 우리 병은 앞으로 진행될 수밖에 없음을 절감했습니다. 오랫동안 내가 이 정도의 증상을 유지할 수 있었던 것은 밤에 잠을 잔 덕분인 듯합니다.

그렇다면 생체시계가 무엇인지 어떻게 실생활에 적용해야 하는지를 구체적으로 알아보고, 이를 보시는 환자분들은 '죽자사자'라는 단어의 표현보다 더 지독하게 몸의 생체 리듬을 만들어야 합니다.

생체시계는 2017년 노벨생리의학상을 받은 미국의 3명의 연구자에 의해 만들어진 용어입니다. 이들은 초파리를 이용해 생체시계가 실제 어떻게 작동하는지를 밝혀냈지요. 그렇다면, 생체시계란 무엇일까요? 수면, 각성, 호르몬, 심박수, 혈압, 체온 등과 같이 일정한 주기에 따라, 반복적 패턴으로 나타나는 생체 리듬을 조절하는 기관을 말합니다.

이같이 생체시계는 생리, 대사, 행동 전반을 조절하는 범용적인 조절 기구이기 때문에 만약 매일매일의 먹기, 자기, 배설하기 등 일 주기의 리듬이 교란된다면, 수면장애 및 피로증후군뿐 아니라, 비만, 당뇨 등의 대사질환, 심혈관 질환, 각종 종양, 류머티즘, 치매, 정신장애 등 매우 광범위한 질환들이 발생할 수 있습니다. 생체시계가 고장 나면, 우선 수면 리듬이 깨집니다. 저녁 일찍 잠들어 이른 새벽에 깬 후 다시 잠들지 못하는 '(아침형)', 새벽 늦게 잠들고 늦게 일어나는 '(저녁형)' 등을 비롯해 '불면증' 등이 나타남으로 인해 졸음, 불면, 피로감, 두통, 집중력 저하 등은 물론 만성질환과 암 등 심각한 합병증까지 나타날 수 있습니다.

순천향대 최지호 교수님의 칼럼에 의하면, 아래와 같은 생체시계를 유지하는 것이 중요하다고 합니다.

하나, 매일 밤 10시 이전에 잠자리에 들어 생체 리듬을 설정

둘, 기상하면 밝은 빛을 쬐고, 낮잠이 꼭 필요하다면 오후 3시 이내에 30분 이내로 제한

셋, 저녁에는 몸과 마음의 안정

이같이 다양한 질병의 발병 과정과 증상에서 일 주기 생체시계의 기능 이상이 깊이 관여된다는 것은 이미 보편적으로 널리 알려진 사실입니다.

자율신경이란? 필요한 곳으로 〈피 몰아주기〉

파킨슨병은 시간이 지날수록 온몸을 병 덩어리로 만들어 갑니다. 이 병은 몸을 뻣뻣하게 만들어 굳게 합니다. 자율신경계 장애, 자가 면역 질환, 심혈관 질환, 뇌 손상(뇌 병변) 등 여러 증상을 동반할 수 있습니다. 병이 깊어지고 세월의 흐름에 따라 치매, 환청, 환시, 복시, 음식 삼키기 어려움, 말하기 어려움 등의 증상이 온몸으로 확대됩니다.

특히 불면증과 변비는 자율신경계의 문제, 주로 교감 신경의 과도한 활동에서 비롯됩니다. 교감 신경이 활성화되면 심장과 뇌로 가는 혈관을 제외한 다른 혈관들은 수축하며, 이는 심장이 두근거리고 머리가 어지러운 증상을 유발합니다.

자율신경을 한마디로 아주 쉽게 말하면, 〈피 몰아주기〉입니다. 즉, 신체 각 부위로 혈액을 보내는 시스템입니다. 예를 들어, 음식을 먹으면 소화를 돕기 위해 위로 혈액을 보내고, 스트레스를 받으면 열을 식히기 위해 머리로 혈액을 보냅니다. 교감 신경과 부교감 신경의 조절 없이 파킨슨병 약물은 신체를 자극하여 특정 부위로 혈액을 몰아주며, 이에 따라 다른 내장 기관들이 제대로 기능하지 못하게 됩니다. 파킨슨병의 진단을 받고 증상을 조절하려면, 1964년부터 사용된 레보도파 약물 외에는 대안이 없습니다. 새로운 치료제가 개발되지 않는 한, 레보도파 처방은 지속될 것입니다. 하지만, 이 약물의 효과는 시간이 지남에 따라 감소한다고 할 수 있습니다. 곧 이 약물 효과의 한계를 보이는 시간이 너무도 금방 다가옵니다.

확진 연차와 관계없이 레보도파 300[2]으로 비교적 정상 생활 범위 안에 있

---

[2] 레보도파(Levodopa) 300은 파킨슨병 치료에 사용되는 약물로, 주로 도파민 결핍을 보충하기 위해 사용됩니

을 수 있는 이 기간은 결국 '자신의 의지'가 좌우한다고 생각합니다. 다시 말해, 파킨슨병 환자가 비교적 정상적인 생활을 유지하려면, 자신의 의지가 매우 중요합니다. 될수록 심장과 뇌를 편하게 보살피는 마음가짐이 있어야 합니다.

자율신경과 위장장애

자율신경 내의 교감 신경과 부교감 신경은 시소와도 같이 교감 신경이 올라가면 부교감 신경은 낮아집니다. 자율신경은 뇌가 조절하기 때문에 이와 관련해서 병원이나 전문가들도 딱히 해줄 것이 없고 그냥 잘 되길 바랄 뿐이라 합니다. 외부에서 받는 모든 자극은 일단 교감 신경을 자극하고 동시에 뇌에 전달되게 됩니다.

뇌의 기능이 떨어지면 자율신경 기능 저하가 두드러짐에 다음 두 가지를 유의하며 치병하고 있습니다.

첫째, 뇌는 필요에 따라 적절히 조금씩 교감 신경을 흥분시켜 가거나 억제해 가야 하는데 외부 자극이 들어오게 되면 교감 신경은 무조건 흥분이 됩니다.

둘째, 교감 신경이 항진된 만큼 부교감 신경의 미주신경을 통해 수행하는 위장관 능력 또한 같이 감소하게 됩니다.

다. 파킨슨병은 뇌에서 도파민을 생성하는 신경세포가 손상되어 발생하며, 레보도파는 뇌에서 도파민으로 전환되어 이 결핍을 보완합니다.

자율신경의 기능이 저하되면 생기는 증상

① 위산 배출 저하로 단백질 소화능력이 감소 되고 소화 흡수도 저하됩니다. 담즙 분비도 저하되어 지방 소화 흡수 능력 또한 감소 되어 장의 연동 운동이 저하되고 결과적으로 대변 배출이 저하되면서 간의 해독 작용에 부하가 걸립니다.

② 이런 문제로 변비 설사 같은 증상과 불안함과 우울 같은 문제들이 동시에 생길 수 있습니다.

③ 또한 장 속의 박테리아를 가둬두지 못하고 이 상태에서 생채식을 하거나 잘 소화되지 않는 정크 푸드를 먹게 되면, 장 속의 종주 균들이 소장 내 기하급수적으로 증폭됩니다.

④ 이러한 자율신경계를 무시하고, 영양제나 혹은 식이요법으로만 해결하려 하는데 이는 결코 좋은 방법이 아닙니다.

근본 치료

자율신경은 대뇌의 기능과 연관이 깊습니다. 이런 대뇌 기능이 저하되는 큰 요인 중 하나가 스트레스입니다. 우리의 뇌를 포함한 신경세포들은 외부로부터 자극을 받아서 이 자극을 전기신호로 변환시키고, 이 전기신호를 내보내서 사고, 인지, 감정까지도 전달합니다. 그런데 뇌가 일단 기능이 잘못되면 자율신경도 영향을 받게 됩니다.

자율신경 기능을 올릴 수 있는 간단한 방법들

첫 번째, 물을 마셔서 가글을 합니다. 가글을 오래 할 수 있을 때까지 계속 입안에서 미주신경을 자극하는 방법인데, 컵에다가 빨대를 꽂아 물방울을 만들며, 코로 숨을 쉬면서 해도 됩니다.

두 번째, 구토가 잘 나지 않지만, 혀끝으로 구토하게 하는 겁니다. 혀를 말아서 뒤쪽으로 보내 목뒤 쪽 연구개에 자극하는 것입니다.

세 번째, 허밍이나 노래를 부르면 목뒤 쪽과 발성기관 자체가 떨리기 때문에 울림을 통해서 자율신경을 조절할 수 있습니다.

네 번째, 일반적으로 매우 많은 호흡법이 알려져 있습니다. 특별히 호흡할 때는 중추신경과 자율신경이 같이 자극받기 때문에 연관이 많이 있습니다. 그래서 호흡명상을 하게 되면 스트레스를 해소하는 것과 부교감신경의 안정도 취할 수 있습니다.

잘 먹자

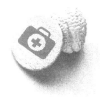

잘 먹기의 생활 수칙

① **배부른 느낌까지 먹지 말기**: 배부름을 느낀다는 것은 위장의 압력이 증가했다는 것입니다.

② **천천히 먹기**: 빨리 먹으면 많이 먹게 됩니다. 뱃속에 들어가는 음식물은 불어납니다. 먹는 동안에는 그걸 몰라요. 시간이 지나고 나서야 나중에 배부름을 알게 됩니다. 천천히 먹는 게 잘 안되면 딱 3주 동안만 티스푼으로 밥을 드셔 보세요.

③ 밥 한 숟가락에 반찬은 한 가지씩만 먹기

④ **30분 씹기**: 이때 아주 그냥 입에서 가루를 만들겠다고 생각으로 씹습니다. 이는 뇌 운동에도 좋고 잇몸 운동으로도 좋습니다.

⑤ **밥 먹고 바로 눕지 않기**: 식도 괄약근이 느슨해진 분들은 누우면 위장에서 식도로 음식의 역류가 쉬워집니다. 특히 저녁때는 아침보다 위산이 더 많이 나오니 저녁 밥 먹고 주의해야 합니다.

⑥ **저녁 식사는 잠자기 전 3시간 이전에 먹기**: 위장에 있는 내용물이 소장으로 다 내려가는 데 충분한 시간이 필요합니다. 그게 세 시간 정도라니, 저녁 먹자마자 잠자리에 들면 역류가 일어나기 너무 쉽습니다.

⑦ **육식을 줄이기**: 육식을 조금씩 하는 건 괜찮지만 단백질과 지방이 많은 음식은 위산의 분비를 더 자극하고 위장에 머무르는 시간이 더 길어집니다.

⑧ **야식 안 먹기**: 최소 저녁 8시 이전에 고체식은 드시고 잠잘 준비를 합시다.

⑨ **마음 잘 먹기**: 어떤 음식을 어떻게 먹느냐만큼 중요한 것이 "어떤 마음으로 먹느냐"입니다. 마음이 답답하면 가슴이 답답하고, 배도 답답해지고, 긴장, 불안, 분노, 슬픔, 이런 스트레스는 위장 운동을 방해합니다.

⑩ **가끔 껌도 씹읍시다**: 껌을 씹으면 침도 분비되고 턱관절 운동도 됩니다. 치아가 허락되는 범위 내에서 껌도 가끔 씹으면 도움이 됩니다.

먹는 음식에 따른 장단점

인체에 적당한 음식은?

인체에 합당하게 먹는 음식은 지친 위장에 쉼을 줍니다. 또한 두뇌 신경은 인체가 회복할 수 있게 기회를 제공하며, 이는 육체적 정신적으로 균형 잡힌 건강을 소유하게 됩니다.

과식하게 된다면?

위장에 음식이 가득 차서 부풀면 두뇌의 피가 위장으로 몰리게 됩니다. 두뇌 피의 흐름이 저조하여 뇌의 사고력이 마비됩니다. 특히 신진대사가 저조한 밤에 음식을 먹고 잠을 자게 되면, 위장과 연결된 두뇌도 밤새 일을 해야만 합니다. 뇌도 쉴 수 있는 시간이 필요합니다.

또 수면 중에는 두뇌에서 인체를 성장시키고 회복시키는 호르몬이 분비되는데, 위장의 소화 운동으로 두뇌 신경이 혼란해지고 두뇌에 흐르던 피가 위장으로 몰려서 두뇌에는 영양분과 산소가 제대로 공급되지 못합니다. 결국 신체를 회복시키고 조절하는 호르몬 분비의 조화가 깨지는 것입니다. 그 결과 판단력 감소, 우울증, 기억력감퇴, 두통, 어지러움, 무기력, 정신질환 등 많은 질병에 고통을 당하게 됩니다.

음식을 충분하게 섭취하지 못하면?

음식을 충분하게 섭취하지 못하거나 요리를 잘못한 음식을 섭취하면 조혈기관(造血器官)이 약화하므로 혈액의 질을 나쁘게 합니다. 그것은 신체 조직을 착란(錯亂)케 하고, 질병을 일으키고 동시에 신경과민과 우울증을 가져옵니다.

병을 지니고 있으면 입맛이 뚝 떨어진 때도 있고 떨림 같은 증상이 심한 때도 있는데 떨림은 확실히 에너지 소모가 큽니다. 즉, 움직임에 비해서 먹는 양이 적다는 것입니다. 그러므로 먹는 양을 전과 같게 유지한다면 체중이 많이 줄어들 수밖에 없습니다. 따라서 충분한 음식을 섭취할 필요가 있는 것입니다.

파킨슨병은 뇌의 흑질이란 곳의 도파민 생성의 문제로만 알고 있지만, 장의 문제로도 발병 원인이 된다는 연구 결과가 속속 나오고 있습니다. 병의 진행이 될수록 잘 먹기에 대해 이해하고 있어야 합니다. 약에 의존하지 않고 야식, 폭식, 과식을 절제하기를 습관화해야 합니다.

먹어도 먹어도 배고픈 현상

우리 몸은 체온이 변하고 맥박수가 변하고 혈압이 변하는 등 의도하지 않아도 우리가 일상적인 활동을 하고 내가 목적하는 일을 하기에 충분한 일정한 정도를 유지하려는 항상성이 있습니다. 이 항상성은 자율신경계가 조절하고 있습니다.

우리 몸은 상황에 따라 체온, 맥박, 혈압이 변하게 되는데 이것을 조절하는 중추를 자율신경계라고 합니다. 자율신경계에는 교감 신경과 부교감 신경이 있는데, 이 두 가지가 서로 상호 대칭적으로 움직이면서 우리 몸을 보호해 줍니다.

하루 중의 일상생활을 살펴봅시다. 아침에 잠에서 깨어나면서부터는 교감 신경이 우위에 서게 되면서 맥박과 혈압을 높이게 되어 머리 쪽으로 혈류량을 늘려 하루를 살 수 있습니다. 반대로 하루의 생활이 끝나고 잠자리에 들 때나 식사하는 동안에는 부교감신경이 우위가 서며, 말초혈관이나 복부에 혈류를 늘려 소화를 시키거나 손상된 조직을 복구하게 됩니다. 이처럼 하루 중에도 교감 신경과 부교감 신경이 서로 상호 보완하면서 움직입니다.

그런데 고민거리가 많아지고 스트레스 상황이 되면 교감 신경 우위가 되어 뒷목이 뻣뻣해지고, 심하게 화가 나면 피가 거꾸로 올라가는 느낌을 경험한 적이 있을 텐데요. 이것은 머리 쪽으로 혈류량이 늘게 되어 나타나는 현상입니다. 이때 말초혈류가 감소하게 되고 복부에도 혈류가 감소하여 소화가 잘 안되고, 그래서 위염 증상이나 장염 등의 증상이 나타납니다. 이러한 증상이 나타날 때 이것을 극복하고자 하여 부교감신경을 올리고자 하는 노력을 하게 되는데, 이 중 하나가 자꾸 먹게 되고 먹은 음식이 장을 통과하면서 장운동을 증가시켜서 균형을 맞추려고 하는 것입니다. 그런데 이때 먹는 음식이 장에서 오래 머물지 못하고, 빠른 속도로 빠져나가 버리게 되면, 먹어도 먹어도 배가 고픈 상태가 되고, 자꾸 먹다 보면 살이 찌게 됩니다. 이렇듯 자율신경계의 움직임을 우리가 우리 뜻대로 움직일 수는 없지만, 이를 인식하여 먹는 음식을 선택하고 조절한다면, 충분히 보완할 수 있습니다.

귀리

귀리는 곡류 중에서도 단백질과 필수 아미노산은 물론 섬유질이 아주 풍부하기로 유명하다. 체내 활성 산소를 중화시키고 염증을 줄이는 효능이 있다.

블루베리

• **냉동 보관하면 "항산화 농도가 높아져요."**(생블루베리보다 냉동 블루베리는 가격이 아주 착하다.)

국내에서도 재배가 늘고 있는 블루베리는 여름에 많이 나오지만, 겨울에도 제대로 된 영양성분을 섭취할 수 있다. 냉동실에 보관하면 항산화 성분이 더 높아지기 때문이다. 블루베리에 많이 들어있는 안토시아닌 성분의 농도가 얼리면 더욱 짙어진다는 연구 결과가 있다. 냉동 상태의 블루베리를 먹기 1시간 전쯤 냉장실로 옮겨 놓으면 신선함을 그대로 즐길 수 있다.

• **강력한 항산화물질 안토시아닌이 포도의 30배**

국립원예특작과학원의 자료를 보면 블루베리를 자주 먹으면 체내의 나쁜 콜레스테롤 수치를 줄일 수 있다. 블루베리 껍질 위 뿌연 겉면은 '과분'으로,

이 물질이 많을수록 달고 영양 함량이 높다. 최대한 껍질의 과분을 남기며 씻는 게 좋다. 식초를 몇 방울 넣은 물에 10분 정도 담근 후 흐르는 물에 잠깐 씻어내면 과육이 무르는 것을 막을 수 있다.

레몬즙

레몬수는 수분을 충족시키는 동시에 비타민C의 훌륭한 공급원이다. 보건복지부와 한국영양학회가 정한 성인의 비타민C 하루 권장량은 100㎎. 레몬 한 개에는 약 18㎎의 비타민C가 함유돼 있다. 레몬수를 통해 비타민C 하루 권장량을 채울 수는 없어도 영양 공급에 충분한 도움이 된다는 설명이다.

레몬수는 고혈압 등 심혈관 질환과 뇌졸중 위험을 줄이는 효과도 있다. 레몬에 혈관을 강화하는 펙틴 성분이 들어 있기 때문이다. 신맛을 내는 유기산의 일종인 구연산은 몸속에 쌓이는 노폐물을 제거하고 식욕을 돋워주기도 한다. 국제 예방의학저널에 발표된 연구 자료에 따르면, 고지혈증이 있는 대상자들에 8주간 마늘이 들어간 레몬 물을 마시게 한 결과, 수치가 개선된 것으로 나타났다.

이상 운동 증상을 식이법으로

이상 운동 증상이나 의식이나 의지와 상관없는 불수의적 운동(involuntary movement)[3]이 나타날 때는 식전 복용이 아닌 음식물과 같이 레보도파를 복

---

3 불수의 운동이란? 우리 몸의 장기나 심장같이 우리가 의식해서 움직이는 것이 아닌 것이 불수의 운동이며 팔

16년간의 환자 경험으로 엮은 파킨슨병, 어디 해보자!

용해 보십시오. 만약 일상생활에 방해가 될 정도의 이상 운동 증상이 나타나면, '저 단백질 식단'이 유효합니다. 저녁에는 단백질량을 줄이는 식단으로 바꿔보십시오.

더 심한 이상 운동 증상(불수의적 운동)이 있으시다면, 단백질을 저녁에만 줄이는 것이 아니라, 전 식단에서 골고루 줄여 보거나, 섭취를 아예 금해 보세요. 그러면 어느 정도 이상 증세가 해결될 것입니다. 그것은 호르몬의 근간인 아미노산이 고단백질 식품에 많이 있기 때문입니다.

그러나 단백질을 줄이고 영양 상태를 방치하면, 도리어 역효과가 납니다. 그러므로 식이요법을 할 때는 항상 몸무게를 체크하면서 해 보세요. 우리가 가장 먼저 알 수 있는 건강 지표는 바로 몸무게의 변동입니다.

레보도파의 흡수와 음식물 간의 관계

레보도파는 위에서는 흡수되지 않고, 소장의 벽에 있는 아미노산 운반체와 결합해서 흡수됩니다. 흡수된 후에는 혈중 반감기가 매우 짧아서 복용한 지 약 60분에서 90분이 지나면 빠른 속도로 사라지게 됩니다.

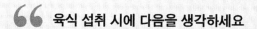

> **육식 섭취 시에 다음을 생각하세요**
>
> -
>
> ① 하루 전체 식사량의 15%는 동물식으로 하되, 가급적 육류보다는 어패류를 섭취하고, 85%는 곡물, 채소, 과일, 해조류 등을 섭취할 것

다리의 움직임과 같이 의식해서 움직이는 것을 말합니다.

② 체온이 사람보다 높은 동물(소, 돼지, 닭 등)을 먹은 직후 혈액을 현미경으로 보면, 6~12시간 정도 적혈구가 굳어 있는 경우가 있음. 그러므로 육회 등 피 채로 먹는 육식은 피할 것

③ 참치, 연어 등 붉은색 생선은 단백질과 철분이 충분하나 쉽게 산화되므로 신선할 때 먹을 것

④ 오징어, 게, 문어, 새우, 조개에 함유된 "타우린"은 아미노산으로 콜레스테롤을 떨어뜨림. 잘게 썰어서 꼭꼭 씹어 먹을 것

⑤ 먹기 좋게 잘게 자른 고기는 포장 용기에 담을 때, 첨가물을 뿌려서 색깔이 아주 깨끗하고 선명함. 참고하기 바람

따라서 약물이 위에서 소장으로 내려가는 시간이 늦어지거나, 소장의 아미노산 운반체에 영향을 미치는 상황이 발생하여 레보도파의 흡수 시간이 느려지고, 흡수되는 정도도 줄어들게 되며, 뇌에 직접 작용하는 정도도 감소합니다.

지방질이 많은 식사나 식이섬유는 위의 배출 시간을 길게 하여 약물의 흡수가 늦어지게 합니다. 위 산도가 증가하면 위 배출 시간이 느려져 흡수 속도가 감소합니다. 따라서 위궤양 치료제인 제산제를 사용하면 레보도파의 흡수가 빨라지고, 음식과 함께 레보도파를 복용하면 공복에 복용하는 것보다는 흡수 속도가 느려집니다.

스스로 만들어 보는 도파민 주스

저는 장의 편안함이 치병의 가장 주요한 것으로 생각합니다. 이제 병력(14년)이 있다 보니, 배가 굳는 경우가 잦아졌습니다. 평소에는 가스가 차는지 안 차는지 잘 모르다가 약이 안 돌고 굳음이 오고 떨림이 올 때 배 마사지를 하면, 틀림없이 트림이 나오든 방귀가 나오든 가스를 빼면 약이 돌고 몸이 부드러워짐을 경험으로 알고 있습니다.

배에 가스 차는 것을 '나는 아무 일 없는데?'라고 편안하게 생각지 마시고, 약이 안 돌 때 배를 손으로 만지면 부분적 차가움이 올라오는 곳이 있습니다. 그곳을 눌러 마사지하면 '가스가 차 있구나.' 하는 것이 느껴집니다. 물론, 이건 제 경우입니다.

요즘 몸 상태가 좀 안 좋아지고 회복의 속도가 예전보다는 훨씬 느립니다. 왜 그럴까? 곰곰이 생각해 보았습니다. 문제는 먹는 것이었습니다. 장에 부담을 덜 주고자 죽을 먹어봤는데, 이상하게 도움이 되지 않았습니다. 어떤 것을 먹어야 부담을 안 주고 원활할까? 장이 문제가 발생하면 일단 배가 고픈지를 잘 모릅니다. 그냥 끼니때가 되어서 먹는 것이지요.

며칠 전부터 제가 먹고 있는 것이 있답니다. 자칭 도파민 주스라는 것입니다. 저는 요플레를 직접 해 먹는데, 도파민 주스에다 제가 직접 만든 요플레를 섞어서 먹어보니 놀라웠습니다. 배에 부담이 전혀 없이 약이 부드럽게 도는 거였어요. 어쩌다 그런 거 아닌가? 처음엔 그렇게 생각했지요. 그런데 며칠 먹어보는데, 계속 속이 편안하여 약이 잘 돌았습니다.

여러분 중에서도 해 보시고 싶으신 분 계시면 어려운 일 아니니 한번 해 보시고 느낌을 공유하였으면 합니다. 드셔 보시고 저와 비슷한 느낌이 있으시면 좋겠습니다.

위산 분비에 신 음식 효과적

도파민 제제나 레보도파 등 대부분 물보다는 산에 잘 녹습니다. 따라서 위산 분비 기능이 떨어진 환자가 신 음식을 먹고 치료제를 복용하면 약 효과를 높일 수 있습니다.

파킨슨병 치료제뿐만 아니라 대부분 약은 산에 잘 녹습니다. 위산이 물보다 약을 용해 시키는 능력이 뛰어나기 때문입니다. 용해된 약은 인체에 더 잘 흡수됩니다. 하지만 사람마다 위산의 산성도는 제각각이고 나이가 들면 위산의 산성도가 점점 낮아지는데, 이에 따라 인해 약을 정량 먹었음에도 효과를 보지 못하는 경우가 종종 있습니다. 특히, 고령 환자가 많은 파킨슨병에서 자주 발생합니다.

만약 파킨슨병 치료제가 효과가 없다면, 최근 복용 중인 약을 모두 확인해 병원에 가져가야 합니다. 약물로 파킨슨병을 치료하기 위해서는 위산의 분비가 활발한지, 산성도가 높은지 파악할 필요가 있기 때문입니다. 단순히 약이 안 맞는다고 생각하거나 효과가 덜한데도 넘어가면 파킨슨병은 호전되지 않을 수도 있습니다.

위산 분비를 방해하는 '약 성분' 있어 약물 부작용은 소화 불량을 일으킬 수도 있습니다. 이러한 증상을 겪는 파킨슨병 환자라면 위장약을 먹지 않는 것이 좋습니다. 소화 불량을 위장약으로 완화하려고 하면 오히려 위산 분비가 감소하게 됩니다. 위산 분비에 방해되는 약은 다음과 같으므로 치료제를 복용 중인 파킨슨병 환자라면 특히 주의를 기울여야 합니다.

66 위산 분비 효과를 보려면?

- 레보도파를 복용합니다. 특별한 지시가 없는 한 레보도파를 다른 약처럼 식후에 먹습니다. 가끔 약의 효과를 높이기 위해 위산이 많이 분비되는 식사 전에 먹도록 처방하는 경우도 있습니다.
- 음식에 식초를 많이 사용합니다. 새콤한 음식을 자주 먹거나 식초를 직접 채소에 뿌려 먹으면 위산 분비량이 늘어납니다. 또한, 평소에 식초를 따로 섭취하는 방법도 있습니다.
- 약을 감귤류 주스와 함께 복용합니다. 오렌지나 레몬, 포도 등은 위산을 촉진하는 성분이 뛰어납니다. 따라서 새콤한 주스와 위산을 관리해 주는 약을 같이 먹도록 권장하기도 합니다.

위산을 중화하는 약으로는 산화마그네슘, 수산화알루미늄 겔, 탄산나트륨 등이 있습니다. 이들은 위산을 중화해 알칼리성으로 바꾸는 약으로 특히 산화마그네슘의 경우 변비약으로도 많이 사용됩니다. 변비는 파킨슨병의 대표적인 증상이므로 제대로 관리하는 것이 중요합니다.

위산 관리는 어떻게 할까요? 중요한 건 생활 습관입니다. 나이가 들면 누구나 위산 분비량과 산성도가 감소하기에 약물 복용 시 주의해야 합니다.

또한, 위산 분비를 촉진해 약의 효과를 최대한 끌어올리려면 다음과 같은 일상생활을 유지하는 것이 좋습니다.

비타민C 메가도스란?

알약이나 정제 형태의 비타민C는 분말보다 훨씬 낮은 용량에서 위장장애를 불러일으키고 설사를 유발합니다. 다시 한번 강조하건대, 질병의 치료 목적으로는 비타민C 분말을 투여하는 것이 좋습니다. 메가도스란 질병의 치료 목적으로 투여하는 하루 10g을 넘어서는 비타민C 용량입니다.

인체가 병인 상태에 빠지면 아주 짧은 기간이라도 다량의 비타민C가 필요합니다.

근본적으로 병에 빠져드는 때는 그 병의 증상이 심할수록 더 많은 비타민C를 투여할 수 있고, 그렇게 충분한 양의 비타민C를 투여해야 몸을 회복시킬 수 있습니다. 비타민C를 충분히 투여하면 빠르게 병상에서 일어날 수가 있습니다. 그렇게 몸이 회복되는 과정 중에는 장이 견뎌내는 비타민C의 양이 몸이 정상으로 돌아오는 시점까지 지속적으로 줄어듭니다.

〈우리집 홈닥터 비타민C〉의 저자 하변근 박사에 의하면 병적인 상황에서 급격히 증가하는 비타민C의 요구량을 충족시키지 못하면, 증세의 호전을 가져올 수 없다면서 가장 큰 증상 완화와 투병 기간의 단축, 그리고 합병증을 최대한으로 줄여주는 비타민C의 양은 설사를 불러일으키기 직전의 장이 견디는 최대 용량이라고 말했습니다.

파킨슨과 비타민B₆와의 관계

다음은 비타민B6에 대한 '서울 아산병원' 담당 의사 선생님에게 들은 설명입니다.

> 비타민B6는 신경전달 끝자락 시냅스를 만드는 데 기여합니다. 시냅스의 전달로 이어지는 신경전달물질인 도파민은 뇌를 직접 들어갈 수 없어 전구체 레보도파로 투입하는데, 시냅스 전달 과정에서 레보도파를 빨리 소멸시켜 파킨슨병 환자에게는 금기처럼 말하나 사실은 필요한 것일 수도 있습니다. 레보도파와 카비도파를 합성하여 B6 영향을 최소화로 레보도파와 시간 간격을 두거나 초파 때는 유용하지 않을까 생각됩니다.

* 파라독신(비타민B6)은 말초에서 레보도파 제제의 분해를 증가시킨다. 엔타카폰과 함께 투여하면, 저용량의 비타민B6를 함유하는 종합비타민제는 복용할 수 있지만, 고용량 함유제제 복용 시 주의가 필요합니다. 또한 레보도파 제제와는 시간차를 두고 복용합니다.

비타민B 복합체

탄수화물 지방 탄수화물 지방 단백질이 분해되어 에너지를 잘 만들도록 기운을 올려주고 또 이런 뇌신경을 보호해 주는 역할을 하므로 파킨슨병에 도움이 됩니다.

비타민B 복합체의 종류와 함유 식품

이름		효능	많은 식품
B$_1$		에너지 대사를 높여서 기운이 없는 파킨슨 환자들에게 도움이 됩니다. 힘이 없는 증상을 개선하는 데 도움을 줍니다.	냉이, 아스파라거스, 마늘, 팥, 현미, 보리, 버섯, 장어, 돼지고기, 닭고기, 우유, 계란, 콩
B$_2$	리보플래빈	신경전달물질 농도를 높여주고 신경이 손상되는 것을 예방해 주고, 또 우울증을 개선해 주는 효과가 있어 파킨슨 예방에 도움이 됩니다.	현미, 마늘, 소고기, 닭고기, 생선, 계란, 표고, 시금치, 연어 등
B$_3$	니아신	에너지 대사를 높여주어 파킨슨 환자분들이 기운이 없어 하는 증상을 개선해 주고, 말초혈관을 확장해 뇌세포에 영향을 공급하여 파킨슨병에 도움을 줍니다.	무청, 바지락, 갓, 참치, 연어, 전어, 현미, 보리, 콩 등
B$_6$	파라독신	도파민 합성에 필요한 물질이기 때문에 파킨슨병에 중요하여, 비타민B6가 부족해지면 피로, 짜증, 우울증, 불안장애, 수면장애 등의 증상이 나타납니다.	현미, 보리 양배추, 브로컬리, 바나나, 토마토, 아보카도, 감자, 고구마, 시금치, 아몬드, 땅콩, 멸치, 연어, 소고기, 장어 등
B$_{12}$	코발라민	신경을 보호해 주고, 신경의 전도에 중요한 역할을 합니다. 손발이 저리고 우울증에 효과가 있어서 파킨슨병에 도움이 됩니다.	바지락, 꼬막, 굴, 계란, 고기 두유 등

도파민 전구체 타이로신이 많은 음식 삼총사

바나나

바나나는 천연 캔디로 불립니다. 달콤한 맛과 향으로 어떤 음식과도 잘 어울리는 최고의 디저트로 꼽힙니다. 그런데 간편하게 먹을 수 있는 이 과일이 건강에 얼마나 좋은지는 잘 모르는 경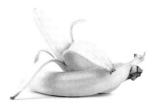우가 많습니다. 오히려 탄수화물과 당분 함량이 높다는 이유로 다이어트 식단에서는 제외되는 경우가 있습니다. 하지만 바나나에 들어있는 당분은 가공한 당분과는 달라 건강에 많은 이점이 있습니다. '프리벤션닷컴'에 따르면, 바나나에는 각종 비타민과 미네랄이 들어있고 섬유질이 풍부해 건강에 여러 가지 효능이 있습니다.

아몬드

- 열량이 낮습니다.
- 유당불내증·우유 알레르기 환자에 도움이 됩니다.
- 혈당 조절을 돕습니다.
- 비타민E가 풍부합니다.
- 뼈를 튼튼하게 만듭니다.
- 비타민B_{12}가 풍부합니다.
- 콩팥 질환자에게 도움이 됩니다.
- 포화 지방이 적습니다.

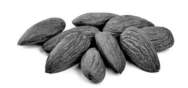

아보카도

콜레스네롤(HDL)을 조절하는 것으로 알려져 있 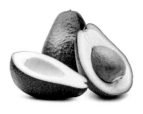 습니다. 또한 풍부한 섬유질 덕분에 맛이 좋으면서 도 변비를 해소할 수 있을 뿐만 아니라 혈당 수치를 조절해 주는 해독 성분도 함유되어 있습니다.

아보카도는 섬유질, 다양한 비타민, 칼륨 등 약 20가지 필수적인 영양소 를 공급하므로, 건강한 생활을 원하는 사람이라면 필수적으로 먹어야 할 식 품입니다.

물이 아닌 음료로 약을 먹으면

물이 아닌 음료와 같이 약을 먹으면 약효가 떨어질 수 있습니다. 그러므 로 물과 같이 먹는 게 가장 좋습니다. 약은 대부분 화학적인 합성으로 만들 어진 유기화합물입니다. 따라서 특정 pH(수소 이온화 농도)를 가지며 이 pH 가 유지되어야 가장 안정적입니다. 그러므로 중성인 물과 함께 섭취하셔야 약이 가장 안정적인 상태로 유지될 수 있습니다.

탄산음료는 산성, 주스도 산성, 우유는 알칼리성 물질입니다.
① 탄산음료는 위벽을 자극할 수 있고, 또한 특정 약들과 반응해서 약을 탄산염으로 전환해서 약효의 감소로 이어집니다.
② 자몽을 포함한 주스(자몽 과일주스, 포카리스웨트)는 우리 몸에 있는 효소에 작용하여 결과적으로 약효를 증가시키거나 감소시킬 수 있습니다.

유당 불내증 (왜 우유를 피해야 하는가?)

우유에 들어 있는 유당은 장에 있는 유당분해효소의 작용으로 포도당과 갈락토스로 분해되어 흡수됩니다. 하지만 한국인의 75%는 유당 분해 효소가 없어서 장 세균에 의해 발효되는데, 이 과정에서 가스와 산이 발생한 장에 염증을 유발합니다. 반복적인 염증이 발생하면 장 보호막이 광범위하게 손상될 수 있습니다.

증상으로는 설사 복통, 가스 참 등 소화기 증상을 주로 보이지만 호흡곤란 피부 발진 두통 어지러움, 무력함 등 장과 무관한 증상으로 나타날 수 있습니다. 즉 장 증상 없이 두통만을 호소하는 분들도 꽤 있어서 장 증상이 없다고 해서 안 됩니다.

유당 불내증만으로도 우유를 먹지 말아야 할 충분한 이유가 됩니다. 우유는 아기들이 빨리 크라고 마시는 겁니다. 젖 떼고 나서도 우유를 마시는 포유류는 오직 인간만이 유일합니다. 더욱이 성인들은 우유를 마셔야 할 이유가 전혀 없습니다. 물론 송아지에게는 완벽한 음식이지만, 우리는 송아지가 아니지 않습니까? 사실 과학적인 근거를 제시할 필요도 없습니다.

저는 유당 불내증이 있는지 우유가 소화가 안 되어 우유는 거의 안 먹습니다. 몸을 잘 살펴서서 배에 가스가 차는 음식은 드시지 마세요.

장 누수

우유 단백질이 분해되면서 소화가 덜 된 특이한 단백질 만들어지는데 정상 장 내벽은 단백질이 아미노산 한 개 단위로 분해되어야 흡수할 수 있습니다. 그런데 이 특이한 단백질은 아미노산 일곱 개가 붙어있습니다. 이렇게 큰 분자는 지방 세포를 통해 흡수될 수 없습니다. 그런데 장 내벽이 손상된 장 누수가 있다면, 이 틈새를 통해 혈액 내로 바로 유입될 수 있습니다. 또한 특이한 단백질 자체도 장에 염증을 일으키면서 장 누수를 유발할 수 있습니다. 이런 물질이 혈액 내에 돌아다니면 면역 세포들은 이들을 확실한 이물질로 간주합니다. 즉 이에 대한 항체가 만들어진 면역반응과 염증 반응이 촉발됩니다.

1,083명의 파킨슨병 환자를 대상으로 우유, 치즈, 요구르트, 버터 섭취에 따른 각각의 위험도를 평가한 연구 결과에 따르면, 우유는 파킨슨병 위험을 45% 증가시켰고 치즈는 26% 증가시켰다고 합니다. 반면에 버터 섭취는 위험을 24% 감소시켰습니다.

버터

버터가 위험을 감소시키는 이유는 버터는 발효과정에서 카세인과 특이 단백질 같은 해로운 고유 단백질이 거의 다 사라지기 때문입니다. 게다가 버터에는 부티르산도 들어 있어서 장내 벽을 회복시키고 뇌에 염증을 줄여주는 작용도 있습니다.

파킨슨 환자는 우유와 치즈는 피하는 것이 좋습니다. 물론 건강한 사람은 치즈까지 피할 필요는 없지만, 아픈 분들은 피하셔야 합니다. 무가당 플랜이나 무가당 플랜 요구르트는 중립으로 판단되어, 해도 없고 득도 없다고 생각합니다. 저는 불필요하다고 생각하지만, 우유를 꼭 마시고 싶은 분들은 양이나 염소 우유는 가능합니다.

버터는 몸에 좋은 음식입니다. 버터 중에서도 기버터 프랑스/이탈리아 버터는 상급의 제품입니다. 버펄로 버터, 산양유 버터도 좋은 버터입니다.

음식을 조리할 때도 액체 기름 대신 버터를 사용하시면, 건강에 훨씬 좋습니다.

파킨슨과 튀긴 음식

〈한미일 의사의 쉬운 의학〉의 동영상에서 장 내벽과 BBB 손상을 막기 위해서는 오메가 6 식용유로 튀긴 음식은 반드시 피해야 한다고 했습니다. 건강한 사람들이야 가끔 먹더라도 별문제가 없지만, 신경질환에 있는 분들은 반드시 피해야 할 음식입니다.

튀긴 음식은 염증성 오메가 6 기름이 듬뿍 들어간 GMO 옥수수 콩기름 등으로 GMO 옥수수 콩 사료를 먹이는 닭고기를 여러 번 사용한 산화된 기름으로 튀깁니다. 거기에 렉틴, 설탕 액상 과당이 가득한 케첩과 소스를 찍어 먹습니다. 이런 걸 왜 먹고 있을까요? 맛은 정말 끝내주긴 합니다. 염증을 일으킬 수 있는 모든 조합이 이렇게 한꺼번에 다 들어가기도 쉽지 않을 겁니다. 미국에서는 이미 이런 식이 치료가 널리 보급되고 있습니다. 테리 왈스라는 여성은 20년 이상 다발성 경화증으로 투병하고 있었는데, 결국 앉아 있기도 힘들어서 누워서만 지냈습니다. 이대로 전신마비로 살 수는 없다고 생각한 그녀는 스스로 관련된 연구를 찾기 시작했습니다. 수많은 시행착오를 거치면서 사신의 힘으로 질병을 극복하게 됩니다. 현재는 완치된 상태로 13년 이상이 흘렀습니다. 현대 의학으로는 설명할 수 없는 일입니다. 그녀는 자기 경험을 정리해서 〈왈스 프로토콜〉이라는 자가 치료법을 출판했습니다. 테리 왈스 박사는 현재 아이오와 대학 교수로 근무 중입니다.

왈스 프로토콜의 가장 기본 원칙은 글루텐 유제품 과당 등 가공 음식을 철저히 배제하는 것입니다. 다발성 경화증 환자분들 중에 왈스 박사를 모르는 사람 없을 겁니다.

"

글루텐프리, 카제인프리, 슈가프리 식단은
신경퇴행성 질환의 치료에 있어 기본 중 기본입니다.

"

장 신경계 시스템은 제2의 뇌라고 불린다

사람의 행동이나 생각은 보통 뇌에서 내린 명령에 의한 것으로 생각하지만, 스트레스를 느낄 때 초콜릿이나 기름진 음식을 요구하는 건 이 장 신경계 시스템이 작용한 결과다.

장 신경계는 광대한 뉴런이 분산 네트워크를 이루고 있는 자율신경의 일부지만, 대장 조직에 덮여 있는 탓에 19세기까지는 발견되지 않았다. 이 전용 신경망은 위에 들어온 음식물을 근육 수축으로 장까지 나르고 장내에 pH 값을 화학 성분에 따라 유지하는 효과를 제공한다. 장 신경계는 뇌와 비슷한 수준인 40종에 달하는 신경 전달 물질을 합성하고 체내에 있는 세로토닌 중 95%는 항상 장 신경계에 충전되어 있다.

물론 장 신경계가 사람의 의사 결정을 좌우하는 건 아니다. 파킨슨병은 뇌의 도파민을 생산하는 세포 손상으로 발생하는 것으로 알려졌지만 독일 프랑크푸르트대학 연구팀에 따르면 파킨슨병에 관여하는 것으로 알려진 루이소체라는 단백질 군이 장내의 도파민을 생산하는 뉴런에 나타난다는 점을 지적하고 있다. 파킨슨병으로 사망한 사람의 루이소체 현황을 조사한 결과 원인은 대장이며, 바이러스 등과 함께 신경을 통해 뇌에 침투한 것으로 판단됐다고 한다.

도파민 수치를 자연스럽게 높이는 8가지 방법

하나, 단백질 섭취합니다.

단백질은 아미노산이라고 불리는 작은 단위로 구성됩니다. 아미노산은 23가지가 있으며, 일부는 몸에서 합성할 수 있고 다른 것은 음식으로 섭취해야 합니다. 내장에 사는 특정 종의 박테리아가 기분과 행동에 영향을 주는 도파민을 생산할 수 있기 때문입니다.

둘, 벨벳 콩을 먹습니다.

무쿠나 프루리엔스(Mucuna pruriens)라고도 알려진 벨벳 콩은 도파민의 전구체 분자 엘도파(L-dopa)를 많이 함유하고 있습니다. 여러 연구에서 이 콩을 먹으면 도파민 수치가 올라가서 파킨슨병, 낮은 도파민으로 인한 운동 장애에 도움이 될 수 있는 것을 밝혀냈습니다. 파킨슨병 환자를 대상으로 한 연구에서 요리한 벨벳 콩 250g을 섭취하면, 도파민 수치가 높아지고 식사 후 1~2시간에 파킨슨병 증상이 감소한다는 결과가 나왔습니다.

무쿠나 프루리엔스 보충제에 관한 몇몇 연구는 전통적인 파킨슨병약보다 효과적이고 오래 지속할 수 있으며 부작용이 적다는 것을 발견했습니다. 이런 음식은 엘도파의 천연공급원이지만, 식이요법이나 보충제를 변경하기 전에 의사와 상담하는 것이 중요합니다.

요약하면, 벨벳 콩은 도파민의 전구체 분자인 엘도파의 천연공급원입니다. 연구에 따르면, 도파민 수치를 높이는 데 파킨슨병약보다 효과적일 수 있다고 합니다.

※ **실제로 먹어 보기**

벨벳 콩을 단독으로 먹으면 효과가 미미합니다. 또한 양을 가늠하기도 어렵습니다. 약이 안 돌거나 컨디션이 안 좋을 때 레보도파 제제와 함께 조금 추가해 드셔 보시면 많은 도움이 됩니다.

셋, 운동을 자주 합니다.

엔도르핀 수준을 높이고 기분을 전환하려면 운동이 좋습니다. 기분은 10분 정도의 에어로빅 운동 후에도 나타날 수 있지만, 최소 20분(30분) 후에 가장 높아지는 경향이 있습니다.

한 연구에서 중간 강도 러닝머신에서 30분 달리기로 성인의 도파민 수치를 올리지 못했습니다. 그러나 3개월간 연구한 결과에 따르면, 1주일에 6일간 요가를 1시간 하면 도파민 수치가 증가하는 것으로 나타났습니다. 잦은 에어로빅 운동은 파킨슨병 환자에게도 효과가 있는데, 파킨슨병 환자는 도파민 수치가 낮아져서 신체 움직임을 제어하는 두뇌 능력이 저하됩니다.

여러 연구에 따르면, 주당 몇 번씩 정기적으로 강도 높은 운동을 하면 파킨슨병 환자의 운동 조절이 크게 향상돼 도파민 계통에 유익한 효과가 있음을 알 수 있습니다.

넷, 충분히 잡니다.

도파민이 뇌에서 방출될 때, 경계심과 각성의 감정이 생깁니다. 아침에 잠에서 깨어날 때 도파민이 많이 방출되고, 저녁에는 자연스럽게 그 수치가 떨어지는 것으로 나타났습니다. 그러나 수면 부족은 이러한 자연적인 리듬을 방해합니다.

사람들이 밤에 억지로 깨어 있을 때, 다음 날 아침까지 뇌의 도파민 수용체의 이용 가능성이 극적으로 감소합니다. 도파민은 각성을 촉진하기 때문에 수용체의 감수성을 낮춰야 밤에, 특히 잠을 못 잔 다음 날 밤에 쉽게 잠들 수 있습니다. 그러나 도파민 수치가 낮으면 전형적으로 집중력 감소 및 조정력 약화 같은 결과를 초래합니다.

규칙적인 양질의 수면은 도파민 수치 균형에 도움이 되며 낮에 주의집중이 잘되고 신체기능을 높이는 데 도움이 됩니다.

다섯, 음악을 듣습니다.

음악이 도파민에 미치는 영향을 조사한 연구에서 사람들이 전율을 느끼는 음악을 들을 때, 뇌 도파민 수치가 9% 증가한 것으로 나타났습니다. 음악은 도파민 수치를 높일 수 있어서 음악을 듣는 것이 파킨슨병 환자의 미세 운동 조절 능력을 향상하는 데 도움이 되는 것으로 나타났습니다. 좋아하는 악기연주 음악을 들으면, 도파민 수치가 높아질 수 있습니다.

여섯, 명상합니다.

명상은 마음을 깨끗이 하고 내면에 집중해 판단이나 집착 없이 생각을 떠올리게 하는 수련입니다. 그것은 서서 앉아서 심지어 걷는 동안 할 수 있으며, 규칙적으로 하면 정신적, 신체적 건강에 연결됩니다. 명상 지도자 8명을 연구한 결과, 조용히 휴식하는 경우와 비교해 1시간 명상한 후 도파민 생산이 64% 증가한 것으로 나타났습니다. 명상은 숙련된 명상가의 뇌에서 도파민 수치를 증가시키지만, 명상에 막 입문한 사람들에게도 이런 효과가 나타날지는 불분명합니다.

일곱, 충분히 햇빛을 받습니다.

계절성 정서 장애(SAD)는 햇빛에 충분히 노출되지 않은 겨울철에 사람들이 슬프거나 우울하게 느끼는 증상입니다. 햇빛 노출이 적으면 도파민을 포함해 기분을 향상하는 신경전달 물질의 수준이 낮아지고 햇빛에 노출되면 증가할 수 있다는 것은 잘 알려져 있습니다. 햇빛을 받으면 도파민 수치를 높이고 분위기를 개선할 수 있지만, 지나친 햇빛은 해로우며 중독될 수 있으므로, 안전 지침을 지키는 것이 중요합니다.

여덟, 보충제를 먹습니다.

몸은 도파민을 만들기 위해 여러 가지 비타민과 미네랄이 필요합니다. 여기에는 철분, 니아신, 엽산 및 비타민B6가 포함됩니다. 이런 영양소 중 하나 이상이 부족한 경우 몸에 필요한 충분한 도파민을 만들기 어려울 수 있습니다.

잘 싸자

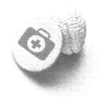

배 마사지와 장운동

설사와 변비는 음식물이 장을 통과하는 시간 차이입니다. 대장이 예민해 져서 연동 운동이 너무 심하면 설사가 되고, 너무 약하거나 회수가 적으면 변비가 됩니다. 대변을 항문으로 밀어내는 힘이 부족하기 때문입니다. 물 론 대장암이나 세균성 장염 등이 없는 경우를 말합니다. 변비는 기미, 여드 름, 검버섯 등 피부 트러블을 일으키는 것으로 알려져 있습니다. 또한 두통, 현기증 등도 일으킬 수 있으며 고혈압 악화 요인으로도 작용합니다.

배 마사지는 장운동 항진이나 심리적 안정 효과가 등으로 변비 예방에 도 움을 줍니다. 마사지 방법은 복부 우측 하단부에서 시작해서 배꼽을 중심으 로 시계 방향 즉, 대변이 항문으로 진행하는 방향을 순서에 따라 지그시 눌 러주는 방식입니다. 취침 전 편안하게 누운 상태에서 오른손을 주먹으로 쥐 고, 오일을 바르고 시행하면 좋습니다. 대장 운동을 증가시키기 위해서는 평소에 야채 등 섬유질을 충분히 섭취하는 것도 빼놓을 수 없습니다. 섬유 질은 소장에서 잘 흡수되지 않고 대장까지 내려와 대장 운동을 증가시키며 대변에 습기를 적당히 유지해 대변의 배출을 용이하게 해 줍니다.

변비의 원인은 습관입니다

신경이 흐름이 나빠지면 직장 센서가 둔해집니다. 필요한 정보가 뇌나 장에 전달되지 않아 변을 보고 싶은 느낌이 들지 않기 때문입니다.

이렇게 변비를 일으키는 신경 흐름에 악화는 대부분 나쁜 자세에서 비롯됩니다. 등이 굽으면 복부에 압박이 가해지면서 신경의 흐름이 나빠지고 막히게 됩니다. 그러면 '음식이 위에 들어갔다', '대변이 직장에 도달했다'와 같은 정보와 대변을 내보내라는 뇌의 명령 자체가 전달하기 어려워집니다. 게다가 자세가 나쁘면, 위도 압박을 받으면서 음식물과 수분을 제대로 섭취하기 어려워지는데, 대변의 양이 적어지거나 딱딱해 변비에 걸리기 쉬운 상태가 됩니다.

변비로 고민하는 사람이 요통에 시달리는 경우도 있습니다. 우리의 뱃속에는 장간막이라고 해서 캥거루 주머니 같은 얇은 막이 내장을 감싸고 있습니다. 변비에 걸리면 장 속에 대변이 쌓여 장간막에 내용물이 무거워집니다. 허리는 무거운 주머니를 계속 매달고 있는 상태가 되기 때문에 커다란 부담을 느낄 수밖에 없습니다. 이 때문에 허리의 신경은 계속해서 자극받게 됩니다. 이렇게 내용물 무게에 대한 부담으로 신경이 자극받게 되면서 요통이 일어나게 되는 것입니다. 요통 증세가 나타나면, 가슴을 펴고 아래턱을 당기고 바른 자세 유지에 힘을 쓰도록 합니다.

배변을 잘하지 못해 변비가 심해지면, 속이 더부룩하고 아랫배가 아파 일상 중 불편을 겪는데, 가장 간단한 변비 해결법은 약을 먹는 것입니다. 그런데 여기서 고려할 사항은 '변비약은 단기적으로만 유용하다'는 사실입니다. 약을 오래 먹으면 약 없이는 우리의 장이 스스로 운동하지 않는 상태가 되기 때문입니다. 따라서 이미 장 기능이 떨어진 노인이나, 변비 증상이 자주 나타나 매번 약을 먹기 부담스러운 사람은 생활 습관을 먼저 개선해야 하는 것 외엔 다른 도리가 없습니다.

약에 의하지 않고 습관을 개선할 방법을 생각해 봅시다. 우선 고려되는 것은 식이섬유와 물을 충분히 섭취해야 한다는 것입니다. 변의 부피를 팽창시키고 변을 부드럽게 하는 식이섬유는 귀리(오트밀)·키위·단호박·땅콩·아몬드·호두 등에 풍부하게 들어있습니다. 물은 하루에 1.5L 이상 마시면 변이 단단하게 굳는 것을 막을 수 있습니다. 다만 콩팥질환이나 간경화, 심부전을 앓고 있는 경우에는 물을 많이 마시면, 오히려 질환이 악화할 수 있으므로 주의가 필요합니다.

다음은 배 마사지를 해서 장운동을 촉진하는 것도 효과적입니다. 따뜻하게 데운 수건이나 핫팩을 아랫배에 올려둡니다. 온열감이 있어야 장이 긴장을 풀어 운동하기 좋은 상태가 됩니다. 배가 따뜻해지면 손바닥으로 큰 원을 그리는데, 아프지 않은 수준 정도로 마사지합니다. 여러 방향으로 원을 그린 후, 양 주먹으로 옆구리를 훑어 내리고 손바닥으로 배 전체를 위아래로 쓸어줍니다. 이렇게 배를 자극하는 마사지를 통해 변 배출을 촉진할 수 있습니다. 배변 시에는 상체를 35도 정도 앞으로 숙이는 자세를 취하는 게 좋은데, 이 자세는 복부 압력을 높이고 직장 관을 열어 변이 잘 나오도록 돕습니다.

독소가 많은 대변을 우리는 한 시간이 아니라, 며칠씩 갖고 있는 사람이 있습니다. 그렇게 오래 참고 있다 보면 대변 속에서 많은 독소가 나오고, 이 독소들이 피를 타고 흐르면서 우리 온몸에 영향을 미칩니다. 그렇기 때문에 변을 오래 잘 간직하지 말고, 잘 비워야 건강해집니다.

소금물 이용법

소금물을 이용해 보세요.

아이를 품는 양수의 염도도 0.9%이며 우리가 심지어 아파서 병원에서 맞는 링거액의 염도도 0.9%인데요! 여기에다가 우리 몸의 세포 염도도 0.9% 수준이며, 성인 몸에 흐르는 혈액의 염도도 0.9%이고 하니, 우리 몸에서 적정량의 소금이 필요할 수밖에 없답니다.

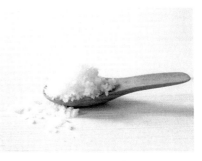

1,000℃ 이상 고온으로 만든 용융 소금

변비가 심하신 분들은 하루아침 2리터(콜라병 큰 것이 1.2~1.5리터입니다.) 단숨에 마시는 건 좀 그렇지만, 될수록 짧은 시간에 다 드셔 보세요.

방법은 생수에 소금을 넣고 염도계로 농도 0.9를 맞춥니다. 이때 소금은 용융 소금으로 하시면 좋습니다. 용융 소금이란 1,000도 이상의 고온에서 용융시킨 소금으로, 일반 소금에 비해 유해 물질이 적고 미네랄 함량이 높아 건강에 좋은 것으로 알려져 있습니다.

0.9%의 용융소금물, 정말로 효과가 있을까요?

그래서 실험해 보았습니다. 그 결과, 대상자 12명이 참여해서 11분이 효과를 본 것으로 나타나, 용융소금은 변비에 효과적이라는 사실이 확인되었습니다. 다음은 참여자들의 짤막한 경험담입니다.

◆ 경험담

참여자 A. 몸이 살이 찌고, 대사가 힘들다 보니 당장 변이 문제가 되었습니다. 그렇다고 약을 먹을 수도 없고 해결을 용융 소금물로 하였습니다. 단식원에 가면 아무것도 해주는 것 없이 이 소금물 2리터를 단숨에 마시게 한답니다.

참여자 B. 변비가 심하신 분들은 하루아침 2리터(콜라병 큰 것이 1.2~1.5리터)입니다. 될수록 단숨에는 아니지만, 될수록 짧은 시간에 다 드서 보세요. 생수에 소금을 넣고 염도계로 0.9를 하서요.

참여자 C. 저의 장 청소법 소개합니다. 500m 물병 4개(0.9 염도. 눈물 콧물 농도임) 식사 2시간 이후 30분 간격으로 1병씩 다 마심. 2리터를 4회에 걸쳐 다 마신 후, 1시간~2시간 사이 반응 시작됨. 나중에는 소변인지 대변인지 모를 정도로 맑은(?) 물로 나옴. 설사처럼 배 아픈 것 없음. 속이 조용해졌다 싶으면 자극적이지 않은 음식부터 먹음. 죽 내지는 누룽지로.

참여자 D. 한의원에 갔더니 해 보라는 방법과 같군요. 저도 효과 잘 보았습니다.

참여자 E. 일어나서 음용 소금으로 가글하고, 머그잔(약 2,000mg) 한 잔 따뜻한 물 마시고, 수시로 타 논 용융소금물 마신다. 소금물 마시고 키위 먹으니, 변비 해결되는 듯.

참여자 F. 용융소금물 3컵 마셨는데, 잠은 5시간 잤습니다.

참여자 G. 용융 소금 3일째 먹고 있는데, 2일째부터 변을 보았습니다.

참여자 H. 저는 일어나면 즉시 가글 후, 소금물을 먹고 나면, 10분 전후로 변을 잘 봅니다. 잠도 잘 자는데….

참여자 I. 저는 어깨통증은 좀 괜찮아요. 일시적인 건지…. 어깨는 확실히 요즘에는 통증 없습니다. 다른 건 아직 불면증. 변비는 개선되지 않았어요.

참여자 J.   용융 소금 먹은 후 자주 보던 소변이 줄어든 것 같아요!!!!

참여자 K.   배가 텅 빈 기분, 매우 시원하고 좋습니다. 1년에 2~3번 정도 합니다. 제 변비 탈출 경험 나눕니다. 변비가 심한 이유 중 하나는 전체적으로 힘이 모자라는 데다, 특히 코어에 힘을 주지 못하는 오프상태가 되면 더더욱 아랫배 힘이 들어가지 않아 그냥 포기하고 화장실을 나올 수밖에 없는 거 같습니다. 평소 복식호흡과 아랫배 불룩 홀쭉 불룩 홀쭉 연습을 많이 하고, 호랑이 자세 4발 기어다니기(호보운동)를 자주 해 주면 어느 정도 좋아지더라구요.

참여자 L.   어제 용융 소금을 미지근하게 만들어 500cc 정도 마시고, 페트병에 나머질 뒀던 걸로 새벽 눈뜨자 자연스레 가글하고, 다시 만든 1,200cc의 용융 소금 액으로 800cc쯤 먹고, 헬스장으로 운동 갔다 변의를 느껴 아침 시원하게 볼일을 봤네요. 몸의 변동 사항이 생겼으면 합니다.

생감자가루 먹기

소금물로 묶었던 변을 쏟아 낸 후 생감자가루와 요구르트와 아몬드 슬라이스를 먹었더니 변이 매일 잘 나오고 있습니다. 정신적 스트레스만 추가되지 않는다면 변비는 해결되었습니다. 반드시 생감자가루(돼지감자나 수미감자)여야 합니다.

잘 자자

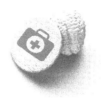

수면장애의 위험성

건강을 위해 필요한 많은 일들이 모두 잠자는 동안 일어납니다. 수면을 하는 동안 자율신경계의 비정상적인 혈압 변화가 뇌혈관과 심혈관계 질환의 위험인자가 된다고 밝혀져, 수면 질환과 연관된 자율신경계 활동 변화에 관한 연구가 활발하게 이루어지고 있습니다. 많은 수의 신경학적 질환이나 내과 질환이 자율신경 이상과 연관되며, 이 중 많은 수의 환자가 수면장애를 가집니다. 수면장애와 연관된 일차성, 이차성 자율신경 이상 질환 중 대표적인 것이 파킨슨병, 루이소체 치매, 다발계 위축증과 같은 신경퇴행성 질환과 당뇨병입니다. 그러므로 질 좋은 잠은 건강의 필수 요소입니다. △근육의 회복 △호르몬 관리 △기억 정리 △뼈의 성장 △면역체계 강화 등 건강을 위해 필요한 많은 일들이 모두 잠자는 동안 일어납니다.

수면장애의 주요 원인

스트레스

싫은 일을 많이 하는 우리는 쌓이는 스트레스로 수면장애를 가져옵니다.

전자파

보이지 않기 때문에 심각성을 못 느낄 뿐 음이온과 양이온이 있는 전기로 인해 수면장애를 가져옵니다.

양이온: 모든 전자파는 양이온입니다. 휴대폰에서 오는 굉장한 전자파는 불면을 일으킵니다.

음이온: 산림에 많이 분포되어 있어 몸에 들어오면 안정되고 기분이 상쾌해집니다. (부교감신경이 많이 활동하여 마음이 진정됩니다.

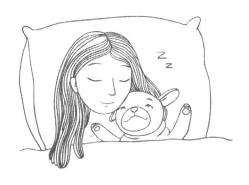

수면의 기능

첫째, 숙면 시 뇌척수액이 뇌에 쌓인 노폐물을 청소합니다.

둘째, 단백질을 합성하여 뇌 청소가 잘 안되면 기억력, 사고력 및 행동상의 문제를 발생시키는 여러 가지 뇌 질환과 파킨슨병이 걸리기 쉽습니다.

 잠을 잘 자고 싶다고요?

- 6시 이전에 저녁을 먹어 배 속을 비우고 잠을 자도록 준비하세요.
- 8시 이후는 물도 먹지 않아요.
- 마음을 평안히 하세요.
- 8시 이후 될수록 전자파 사용을 자제하세요.
- 자다가 핸드폰을 켜서 시간을 확인하지 마세요.
- 자다가 깼다고 벌떡 일어나지 마세요. 잠이 깼어도 눈을 감고 그대로 있어 보세요.
  어느새 잠이 듭니다.

뇌 속의 이상 단백질

좋은 정보를 소개해 보겠습니다. 간단히 말한다면 파킨슨은 개별적인 병이고 치료도 개별적으로 해야 한다는 것입니다. 예를 들어 암이라 하면 위암, 자궁암 등 많은 하위계층의 병으로 분류가 되는데 그만큼 파킨슨병도 개별적으로 하위계층의 구별을 해야 한다는 것입니다. 똑같은 치료 방법으로 모든 파킨슨 환자를 일률적으로 치료해 온 60년 지난 세월이 아쉬움을 남깁니다. 지금은 줄기세포에 세계적으로 엄청난 투자를 하고 있는데, 근래 발견된 파킨슨병 기전의 공통점은 파킨슨병 환자의 사후 뇌 연구에 의하면 이상 단백질이 온통 뇌를 휘감았다는 것입니다. 그래서 이 단백질이 뇌를 휘감기 전에 이를 막아야 한다는 내용입니다. 또 다른 공통점은 불면, 변비도 포함되어 있습니다. 단순 레보도파 제제에 매달릴 일이 아님을 발표했습니다.

60년을 허비했다고 발표하는 마당에 아직도 약과 운동만이 최선이라고 주장하는 것은 너무 고전적이고 시대에 뒤떨어진 것은 아닌가 생각됩니다. 숙면 시 척추에 들어있는 뇌척수액이 쓰레기 단백질을 걷어간다는 기전입니다. 어려운 것은 반드시 숙면해야 한다는 것입니다. 렘수면 장애를 겪고 있는 대부분 환자에 해당하는 문제로, 의학계에서도 힘쓰겠지만 각자 있는 자리에서 숙면에 특히 힘을 기울여야겠습니다.

매일 밤 우리의 뇌에서 일어나는 일

잠자기는 크게 5단계로 이뤄져 있습니다. 이른바 렘(REM: Rapid Eye Movement, 급속 안구 운동)수면과 비렘수면으로 구성된 5단계의 수면 단계를 우리는 매일 밤 반복합니다. 비렘수면은 4단계, 렘수면은 1단계로 이뤄져 있습니다. 우리가 매일 밤잠을 잘 때, 이 5단계들을 대략 매 90분 정도 길이로 여러 번 반복하게 됩니다.

1단계: 잠들기 시작 시 비렘수면의 단계로, 일반적으로 몇 분 동안만 지속합니다. 이 단계에서 심장 박동과 호흡이 느려지고, 근육이 이완되기 시작하며, 뇌에서 알파파와 세타파가 생성됩니다.

대부분 1단계를 신경 쓰지 않는 경우가 많습니다. 그러나 파킨슨 환자는 이때의 단계를 특별히 신경을 써야 하는데, 따뜻한 물에 족욕이나 샤워하거나 따뜻한 차를 음용 하는 것이 도움이 됩니다.

2단계: 숙면에 들기 전의 얕은 비렘수면 단계로 대략 25분 동안 지속됩니다. 이 단계에서는 심장 박동과 호흡이 더욱 느려지고 안구 운동은 없으며 체온이 낮아집니다. 뇌파는 위아래로 급격한 변동성을 보이면서 외부 자극에도 각성이 되지 않도록 해서 우리가 잠이 들도록 해 줍니다. 2단계가 잘 진행이 안 되면 나머지 수면의 단계가 정상적으로 이루어지지 않습니다. 온 사방을 칠흑같이 어둡게 하는 주변 환경이 필요하며, 핸드폰 보기는 각성 역할을 하므로 잘 때는 핸드폰을 멀리할 필요가 있습니다. 전등 스위치 등도 꺼 두는 게 좋겠습니다. 때로는 2단계를 정상적으로 들어가지 못할 때 수면제나 신경안정제를 먹어 2단계를 넘어 1단계에서 3단계로 직접 넘어가기도 합니다.

3단계와 4단계: 비렘수면의 마지막 단계들로 가장 깊은 수면 단계입니다. 느린 뇌파 단계 또는 델타 수면으로 알려져 있습니다. 비렘수면의 마지막 단계에서 우리의 몸에서는 다양한 건강에 도움이 되는 중요한 활동들이 일어납니다.

이 단계는 흔들어 깨워도 모를 성도로 쉽게 잠에서 깨어나지 못하며, 심장 박동과 호흡 속도가 가장 느려집니다. 안구 운동은 없고, 몸이 완전히 이완된 상태에서 델타 뇌파가 생성되지요. 또 조직의 회복과 성장, 세포 재생이 이루어지는 것은 물론 면역체계가 강화됩니다.

　이 3단계가 잘 진행이 안 되면 몸의 이완 상태가 되지 않고, 조직의 회복과 성장, 재생, 면역체계가 약해집니다. 선잠 잤다는 표현이 이 3단계 잠을 못 자는 경우입니다. 이를 방지하기 위하여 편안하고 고요한 마음으로 잠자리에 들기 전 마음의 훈련이 필요합니다.

5단계: 렘수면

　급속 안구 운동이 일어나는 렘수면 단계는 잠들고 나서 약 90분 후에 진입하게 됩니다. 이 단계는 일차적으로 꿈꾸는 단계이지요. 렘수면은 처음에는 약 10분 동안 지속하며, 매 주기가 반복되며 시간이 길어져 마지막 렘수면 단계는 약 60분간 지속됩니다. 이 단계에서는 급속한 안구 운동이 일어나며, 호흡과 심장 박동이 빨라지고, 사지의 근육이 일시적으로 마비되거나 경련이 일어날 수 있습니다. 뇌 활동이 현저하게 증가하는 거지요.

　정상적으로 이 단계에 접어들면, 사지 근육은 일시적으로 마비가 되어 꿈속에서 하는 다양한 행동을 실제로 옮기지는 않게 됩니다. 이와 같은 정상적인 근육의 마비가 부분적으로 또는 모두 소실되어 꿈을 행동화하게 되는 질환이 바로 렘수면 행동 장애입니다. 이때 유독 쫓기거나 싸우는 장면과 강한 정서적 상태가 반영되기도 합니다.

　※ 스스로 정서적 상황을 이겨내기 힘들 때는 이를 이겨내는 방법으로 신앙의 힘이 크게 작용할 수도 있습니다. 신앙의 힘은 렘수면 행동 장애 환자에서 수면 동안 자율신경계, 특히 파킨슨병에서 심장 박동이 감소하고, 이는 교감 신경 말단의 손실과 관련된다는 것을 확인하였습니다.

질 좋은 수면을 위해 필요한 것

수면 5단계가 순조롭게 진행되어야 잠은 우리 몸에서 진정한 보약의 역할을 하게 됩니다. 이 단계들의 순환이 제대로 이뤄지기 위해서는 다음 원칙들을 제대로 지키는 것이 중요하다고 전문가들은 입을 모읍니다.

① 적어도 하루에 한 번의 운동을 하는 것이 수면 질을 향상할 수 있습니다.
② 낮잠은 30분 이내가 좋습니다.
③ 잠들기 전 음식 섭취를 하지 않습니다. 장이 운동해야 하므로 깊은 잠을 잘 수가 없습니다.
④ 블루라이트를 금지합니다. 자기 한 시간 전에는 블루라이트를 방출하는 TV와 스마트폰 등의 기기를 보지 않는 것이 좋습니다. 각성을 시킬 뿐더러 수면 단계에서 잠이 들도록 돕는 호르몬 분비를 방해할 수 있기 때문입니다.
⑤ 편안한 침구용품을 마련합니다. 쉽게 잠을 이루지 못하는 이들이라면, 어떤 보약보다 침구용품에 다른 이들보다 큰 비용을 투자하는 게 좋습니다. 질 좋은 매트리스, 베개, 이불 등 편안한 용품은 수면의 질을 높입니다.

숙면을 도와주는 모관 운동법

모관 운동이란 모세혈관을 진동시켜 주는 운동법입니다. 혈액순환을 촉진 시키고 팔다리의 피로를 풀어주는 효과가 있어 몸 안의 독소를 빼는 디톡스 요법으로도 잘 알려져 있습니다.

이 운동은 신진대사를 원활하게 해 주기 때문에 불면증에도 효과적입니다. 방법은 간단합니다. 바로 누워 팔과 다리를 심장 위로 높게 들어 올립니다. 그 후에 2~3분 동안 가볍게 팔과 다리를 털어준 후 팔다리를 바닥으로 떨어뜨리기 전, 진동을 멈추고 10초 정도 팔다리를 들고 있다가 가볍게 바닥으로 내려놓습니다. 동작이 간단하기에 자기 전이나 기상 후 잠자리에서 해 주면 좋습니다.

간단하게 모관 운동을 했다면, 누워서 바로 장 마사지를 해 주는 것도 숙면에 도움이 됩니다. 복부 마사지는 배 속 장기에 혈액순환을 원활하게 해 주는 효과가 있어 장기 안에 독소를 배출시키는 데 도움이 됩니다.

숙면을 도와주는 최적의 환경

요즘 숙면에 문제가 되어 밤 중간에 자주 깨기도 하고 깊은 잠을 못 자고, 새벽에 깨면 잠을 다시 자지 못하고 하여 적극적 환경개선을 시도해 보았습니다. 그 결과, 효과가 있어 글을 올려 봅니다. 이 방법은 아침에 일어날 때 어깨가 무겁지 않고 피로도가 작습니다.

와이파이 조그만 파란 불빛, 충전 불빛, 콘센트 불빛까지 모두 빼고 칠흑같은 어둠 속에서 주무서 보세요. 무슨 말을 하는 것인지 직접 느껴보셨으면 합니다.

숙면을 위한 최적 온도는 16~18도, 침실 온도는 지금보다 낮춰야 합니다. 월스트리트저널은 침실 내에 온도와 수면 간 관계에 관한 최근의 연구 결과들을 종합하여, 깊은 잠을 위해서는 빛보다는 체온이 더 큰 작용을 하는 것이라는 기사를 발표했었습니다. 이 발표에서 특히 수면 시 침구 등의 보온 효과는 18도 정도의 온도가 좋다고 하였습니다.

잠을 잘 때는 약간 불빛이 있어도 좋다는 분들도 있지만, 주변이 아예 캄캄해야 한다는 분들도 있습니다. 정답은 '완전한 어둠'입니다. 침실의 불을 끄게 되면, 수면을 부르는 호르몬 멜라토닌이라는 성분이 분비된다고 합니다. 이 호르몬의 기능은 건강한 수면 사이클을 만들어 주고 깊은 잠을 자게 해 줍니다. 작은 불빛도 없이 어둡게 자 보세요.

스마트폰도 완벽한 숙면 침실 환경을 파괴합니다. 우리의 눈은 어두운 환경에서 밝은 빛을 보게 되면 나빠집니다. 이는 눈이 빛을 감지하는 '코르티솔'이라는 호르몬이 뇌에서 분비되는데, 이 호르몬은 우리의 몸 안에서 각성 작용을 합니다. 쉽게 말해서 우리의 몸이 잠에서 깨어난 상태를 말하게 합니다. 반대로 수면 환경이 어두워지면 수면을 부르는 멜라토닌이 분비됩니다.

이같이 숙면 환경을 조성해서 우리의 뇌도 깨끗해집니다. 숙면하고 있는 사이에 뇌척수액이 hl의 노폐물을 수거하게 됩니다. 뇌척수액에 대한 실제적 경험을 얻고자 환우분들과 같이 체험해 보았는데, 아직 우리에게 너무 미지의 세계이고, 너무 고요히 흐르는 리듬이라 전문성이 필요하다는 생각이 들었습니다. 잠을 잘 자지 못한 재로는 치병의 근간이 안 되는 것 아닌가 생각합니다. 장을 잘 풀어주고, 잠을 잘 자고 하는 것이 대체 치료법에서 아주 중요한 일입니다.

숙면을 도와주는 양압기 빌려 쓰는 방법

잠자리에 렘수면 장애를 가벼이 생각하지 마시기 바랍니다. 굳이 수면 다원화 검사를 받기 싫으신데 걱정되시는 분들, 잠꼬대, 코골이를 점검해 보고 싶으신 분은 핸드폰 녹음기를 잠자는 베개 옆에 놓고 밤새 녹음을 해 보세요. 어쩌면 수면 다원화 검사보다 더 실감나실 수도 있습니다. 그런데 증세가 심하신 분은 양압기를 사용하세요.

잠을 잘 자면 치료의 길로 성큼 들어서는 기분이 들 듯합니다. 그러나 현실이 이를 따라주지 않을 때 수면 다원화 검사를 받아 보시면 좋습니다. 몇 년 전과는 다르게 수면 검사, 양압기 사용 모두 보험이 됩니다. 그것도 산재 적용이 되어 수면 다원화 검사의 가격은 73,000원 정도, 양압기 사용은 적응 기간 3개월은 43,000원, 적응 기간을 통과하고 4개월째부터는 월 19,000원씩만 내시면 됩니다.

파킨슨의 전조증상과 수면

파킨슨병을 가지고 세월을 보내다 보니, 수면과 파킨슨병과의 관계는 생각보다 심각하고도 깊었습니다. 잠 못 자는 것을 가벼이 생각하시는 분은 안 계시겠지만, 이를 해결하기 위해 대처하시는 분들은 생각보다 많지 않으십니다. 어떡하든 잠을 자야 하루라도 늦게 갑니다.

현대 과학은 이 병에 관하여 반드시 진행성이고 퇴행성이라고 못을 박았지만, 완치는 몰라도 진행을 늦출 수 있다는 것은 확실합니다. 수면이 개선될 때 많은 증상의 수수께끼가 풀리는 느낌을 경험해 보세요. 파킨슨병은 뇌에서 민감한 유전자 중 하나인 뉴런 일부를 공격하는 퇴행성 신경질환입니다.

그것은 제어할 수 없는 근육 떨림, 사지 경직으로 고전적으로 정의되며 구부정하거나 걷기는 더듬거리게 됩니다. 또한 안면 근육을 움직이는 데 어려움을 겪을 수 있습니다. 아울러 이 병은 위장관 문제 및 수면 문제를 비롯한 수많은 다른 문제로 이어질 수 있습니다.

건강 전문가들은 경구용 약물과 뇌 심부 자극을 포함한 현재의 치료법이 시대에 뒤떨어져 유전적 위험인자 연구에 관심을 돌리고 있습니다. 질병이 진행되기 시작하고 신경 손상이 발생할 수 있는 기간이 있지만 겉으로 드러나는 운동 증상은 쉽게 나타나지 않습니다.

이것을 전조기라고 부릅니다. 전조기에 나타나는 증상이 단순한 부작용인가? 아니면 기여 요인일까에 대한 질문에 연구자들은 매우 특정한 수면 장애를 경험한 환자의 80%가 10년 이내의 파킨슨 증상이 된다는 것을 발견했습니다.

또한 파킨슨병과 밀접한 관계가 있는 부산물의 대사가 수면에 의해 조절된다는 것도 알고 있습니다. 이 가설은 파킨슨병이 실제로 유전적인 위험 요인과 수면 사이의 악순환이라는 것입니다.

연구의 핵심은 파킨슨병의 발병과 진행에 대한 열악한 수면의 인과성을 규명하는 것입니다. 그리고 만약 성공한다면 수면을 약물에 취약한 표적으로 만들 뿐만 아니라, 파킨슨병 예방을 위한 뇌 자체 메커니즘의 힘을 이용하게 될 것입니다.[4]

---

4   University of Arizona Health Sciences 유튜브 참조. (https://www.youtube.com/channel/UCEpql4u9mtXlU10Mn_Gd-uA)

내가 직접 시도하는 치병법

약물 치료
운동 치료
대체의학 치료
비운동 증상 치료

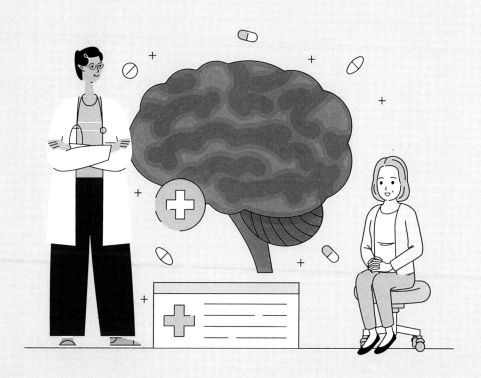

약물 치료

PARKINSON 약물의 중요성

의료 연구는 단독 또는 여럿이 파킨슨 증상을 완화할 수 있는 다양한 약물을 개발하여 오고 있습니다. 이 약물들의 적절한 사용은 환자의 삶의 질을 크게 높여줄 수 있습니다.

파킨슨병에서의 특정한 주의 사항 및 약물치료의 원리에 대해 알게 된다면, 파킨슨 치병 과정에서 아주 중요하게 활용할 수 있습니다.

파킨슨병 환자를 위한 약물 복용 시 고려사항

① 파킨슨병의 증상은 개인마다 다양하게 나타날 수 있으며, 약물에 대한 반응 역시 각기 다르게 나타날 수 있음을 인식하는 것이 중요합니다.
② 파킨슨병의 증상을 치료하기 위한 단일한 해결책은 존재하지 않으므로, 약물의 선택과 복용량은 환자의 개인적인 필요와 상태에 맞춰 조정되어야 합니다.
③ 약물 복용 시간은 그 종류만큼이나 중요합니다. 환자는 하루 동안의 증상과 약물

반응을 관찰하고, 이를 바탕으로 의료진과 긴밀하게 협력하여 복용 시간을 조정해야 합니다.

④ 치료 과정에서 모든 약물은 예기치 않은 부작용을 유발할 수 있습니다. 만약 부작용이 발생하면, 복용 중인 약물을 신중히 검토하고 필요한 경우 조정하거나 중단해야 합니다.

⑤ 약물치료는 물리치료, 작업치료, 언어치료 등과 같은 전인적인 접근과 함께할 때 가장 효과적입니다. 또한, 환자에게는 심리 상담 및 지역사회의 복지 혜택이 큰 도움이 될 수 있습니다.

파킨슨병 처방 약, 운신의 폭이 너무 좁아

다른 외국 선진국보다 우리의 파킨슨병 처방 약은 운신의 폭이 너무 좁습니다.

여러 형태의 증상에다 비운동 증상은 다루지도 않고 운동 증상만을 가지고 논하는 데도 운신의 폭이 좁습니다. 그나마 오랜 기간 아무 생각 없이 처방받던 오리지널 약들이 하나, 둘 거의 철수하고 있고 인심 쓰는 것인지 몇 개의 약은 복제약과 오리지널 약이 공존하며 처방되고 있습니다. 그러다가 어느 날 오리지널 약은 슬그머니 사라졌습니다.

앞으로의 일이 걱정됩니다. 도파민을 공급해 주는 레보도파제 단 3개 중 시네멧은 철수하고, 복제약 퍼킨으로 대용되고 있습니다. 게다가 이번에 마도파가 철수하며, 명도파로 대신하고 있는 파킨슨병의 치료 약만으로는 환자들이 받는 운신의 폭은 너무 좁습니다.

제네릭(카피 약)이 등장한 파킨슨병 오리지널 치료약제가 수익성 약화 이유로 속속 한국 철수 결정을 내리고 있습니다. 2023년 초 한국로슈의 마도

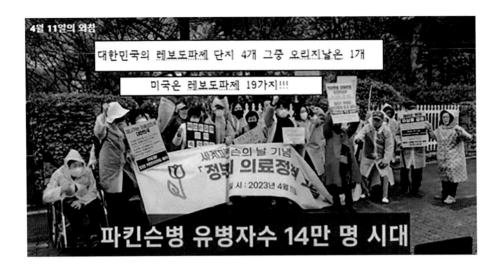

파정에 이어 한국베링거인겔하임의 미라펙스 서방정도 공급을 중단하기로 했습니다. 문제는 기존 환자들이 제네릭 약제에 대해 불신이 있어, 오리지널 공급 중단 시 치료 공백이 우려된다는 점입니다.

제네릭 3개 사가 시장 선점을 둘러싸고 치열하게 경쟁하면서 약가도 떨어지고 있습니다. 각각 제네릭사는 약가를 자진 인하해 오리지널과의 격차를 벌리고 있습니다. 당연히 오리지널 약제는 제네릭 등장에 따른 약가 인하로 이익률이 떨어진 데다가, 제네릭 공세로 시장점유율에도 비상이 걸린 상황입니다. 미라펙스 서방정의 성분인 프라미펙솔 서방정 0.75mg의 경우 제네릭 최저가가 740원에서 707원까지 떨어진 상태입니다. 오리지널 가격 781원과는 74원의 차이가 납니다.

환자들은 제네릭 약물이 부작용이 크다는 이유로 마도파정을 재공급해 달라고 국민 청원 등을 통해 요구하고 있습니다. 이에 한국로슈와 복지부는 보험삭제 유예기간을 기존 7월 31일에서 12월 31일로 연장하면서 논란에 대한 출구를 찾고 있습니다. 로슈 측은 아직 재공급에 대한 공식적인 언급은 없는 상황입니다.

레보도파와 위산과의 관계

파킨슨병 약인 레보도파 제제 등 대부분 약이 물에 잘 녹지 않지만, 산에는 잘 녹습니다. 따라서 위산 분비 기능이 떨어진 환자가 신 음식을 먹고 치료제를 복용하면 약 효과를 높일 수 있다고 합니다.

파킨슨병 치료제뿐 아니라, 대부분 약은 산에 잘 녹습니다. 위산이 물보다 약을 용해하는 능력이 뛰어나기 때문입니다. 용해된 약은 인체에 더 잘 흡수됩니다. 하지만 사람마다 위산의 산성도는 제각각입니다. 나이가 들면 위산의 산성도가 점점 낮아져, 약 효과를 보지 못하는 경우가 종종 있습니다. 특히, 고령 환자가 많은 파킨슨병에서 자주 발생합니다.

만약 파킨슨병 치료제가 효과가 없다면, 최근 복용 중인 약을 모두 확인해 병원에 가져가야 합니다. 약물로 파킨슨병을 치료하기 위해서는 위산의 분비가 활발한지, 산성도가 높은지 파악할 필요가 있기 때문입니다. 단순히 약이 안 맞는다고 생각하여 복용 약을 바꾸고 효과가 덜하다고 단순 레보도파 증량을 하면 약의 효과가 잘 느껴지지 않을 수도 있습니다.

※ 경험담
약을 바꾸거나 양을 조절하고자 할 때는 약만으로 하지 마시고 다른 생체적 변화도 함께하시기를 말씀드려 봅니다.

파킨슨 환자의 위장약 선택
(의사 선생님과 상의 후 결정)

약물 부작용은 소화 불량을 촉발할 수도 있는데, 이러한 증상을 겪는 파킨슨병 환자라면 위장약을 먹지 않는 것이 좋습니다. 소화 불량을 위장약으로 완화하려고 하면, 오히려 위산 분비가 감소하게 됩니다. 위산 분비에 방해되는 약은 다음과 같으며, 치료제를 복용 중인 파킨슨병 환자라면 특히 주의를 기울여야 합니다.

위산을 중화하는 약으로는 산화마그네슘, 수산화알루미늄 겔, 탄산나트륨 등이 있습니다. 이들은 위산을 중화시켜 알칼리성으로 바꾸는 약으로 특히 산화마그네슘의 경우 변비약으로도 많이 사용됩니다. 앞서 언급했듯 변비는 파킨슨병의 대표적인 증상이므로 제대로 관리하는 것이 중요합니다.

약의 내성과 약효 소진의 구별

파킨슨병과 같은 만성 질환을 관리하려면 약을 매일 복용해야 합니다. 이런 이유로 약에 대한 내성이 생기는 것을 우려하는 환자가 많습니다. 그래서 약을 억지로 안 먹으며 참는 환자분들도 계십니다. 파킨슨병은 바이러스 균에 의한 병이 아니므로 병균이 약물에 적응하여 강해져 약도 강해지는 내성과는 관계가 없습니다. 이는 시간이 지날수록 병이 진행되어 약의 효과가 점점 약해지거나 질환 자체가 더 심해지는 것입니다. 따라서 임의로 내성이 생길까 두려워 약을 끊으면 위험한 상황이 될 수 있습니다. 파킨슨병에 복용하는 레보도파 제제는 오랜 기간 복용으로 약에 대한 내성이 생겨

서가 아니라, 병의 진행으로 질환 자체가 심해져 용량을 올리는 약효 소진
입니다.

약의 내성과 약효 소진을 처음부터 잘 구별하여야 합니다. 몸의 증상을
그대로 유지하면 약 양도 늘지 않고, 그 양으로 지낼 수가 있는 것이지, 세
월이 지난다고 약의 양이 느는 것이 아님을 반드시 구별하여 알고 있어야
합니다.

아침 가글

아침에 일어나 침도 삼키기 전, 입에 왼쪽 물
을 머금고 가글을 해 보았습니다. 오른쪽 물로
되어 뿌연 것이 잠깐 그러다 맑아지지 않고 하
루 종일 흐릿했습니다. 아침에 입안 독소를 먼
저 가글로 뱉어내시고 물을 드셔 보세요. 하루
시작을 치병으로 시작합니다.

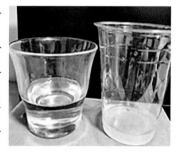

주요 약물

레보도파 계열

도파민 전 단계 약물로 장에서 흡수되어 이 중 95% 이상이 뇌로 들어가
기 전 도파민으로 변화하는데, 식전 30분~공복 섭취를 추천합니다. 오리지

널 약인 시네메트정과 마도파정은 해외 제약회사의 철수로 제네릭약인 퍼킨과 명도파로 치방되고 있습니다. 부작용으로는 구역, 구토, 기립성저혈압, 이상 운동 증상이 나타납니다.

도파민 효현제

도파민을 받는 도파민 수용체의 활성화를 증가시켜, 약효를 오랫동안 지속시킵니다. 대표적 약물로는 리큅, 미라팩스가 있으며, 부작용으로는 기립성 저혈압, 이상 운동증, 오심, 졸림 등이 나타납니다.

아만타틴

도파민 분비 증가 및 재흡수 억제, 도파민 수용체를 자극하며, 신경보호 효과 및 이상 운동 발생을 억제합니다. 부작용으로는 발목과 종아리의 부종, 환각, 불면증, 시야 흐림 등의 증세가 나타납니다.

항콜린제

도파민과 균형을 맞추기 위해 아세틸콜린의 농도를 낮추고, 파킨슨 증상을 감소시킵니다. 부작용으로는 구강건조증, 인지 기능장애, 변비, 빈맥 등의 증상이 나타납니다.

콤트 효소 억제제

레보다파가 콤트 효소에 의해 말초에서 도파민으로 대사되는 작용을 억제하여, 많은 양의 레보도파가 뇌로 흡수되어 작용 시간을 더 길게 합니다. 부작용으로는 이상 운동증, 어지러움, 위장장애, 환각 등의 증상이 나타납니다.

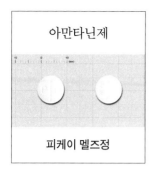

아만타닌제

피케이 멜즈정

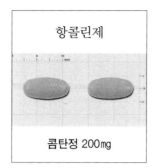

항콜린제

콤탄정 200mg

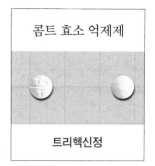

콤트 효소 억제제

트리헥신정

약물 복용 시 주의 사항

감기약, 소화제, 우울증 약, 수면제 등과 같은 약물은 도파민 전 달에 영향을 주어 파킨슨 증상을 악화시킬 수 있으므로, 복용 전 신경과 주치의와 상담이 필요합니다. 건강식품이나 한약은 여러 가지 성분이 혼합되어 있어 다른 약제와의 상호작용을 예측하기 어려우므로 복용 전 신경과 주치의와 상담합니다.

약 먹는 시간

여러분들은 약을 언제 드시나요. 처방전에는 약을 식후나 식전으로 표기를 합니다. 식전 공복에 먹으면 빈속에 먹으니 약 효과가 더 있을 것이라 알고 있는 바입니다. 이상 운동은 약의 과잉입니다. 오랜 기간 복용된 양인데 어느새 이것이 부작용으로 돌변하여 자기 마음대로 춤을 추듯 이상 운동을 일으킬 때 약 양을 줄이는 것이 너무 섬세합니다. 이럴 때는 식간에 약을 드서 보세요. 밥 먹는 중간에 약을 드셔 보세요. 약 양을 자기에게 맞추는 것은 본인만이 느낄 수 있는 섬세한 일입니다. 약 양으로 맞추기가 어려울 때는 식전에도 먹어보고 식후에도 먹어보고 식간도 복용해 보면서 맞춰나가 보세요. 처방전에는 대개가 식후 30분으로 되어 있으나 식전에 먹는 분도 많은데 식사 중에도 복용하는 방법도 있습니다.

오리지널 약과 복제약

	오리지널약	복제약
레보도파 제제	시네메트정(카르비도파/레보도파)	퍼킨정(명인제약)
	시네메트씨알정	×
	명도파정(벤세라짓/레보도파)	×
	스타레보정 (레보도파/카르비도파/엔타카폰)	트리레보정(명인)
		트리도파정(제일)
		이지레보정(일화)
도파민 효현제	미라펙스정 (프라미펙솔염산염일수화물)	미라프정(현대약품)
		피디펙솔정(명인)
	미라펙스서방정 (프라미펙솔염산염일수화물)	미라프서방정
	리큅정(로피니롤염산염)	프라큅정(프라임제약)
		뉴큅정(유한양행)
		오니롤정(한미약품)
		파킨놀정(명인제약)
		로피맥스정(고려제약)
	리큅피디정(로피니롤염산염)	×

MAO 저해제	×	마오비정(초당약품)
	아질렉트정(라사길린메실산염)	×
항바이러스제	×	피케이멜즈정(한화)
		아만타정(고려제약)
	시메트렐정(아만타딘염산염)	파킨트렐캅셀(레고켐제약) (아만타딘염산염)

※ 추가설명

① 도파민 손실을 방지해 주는 약: 엔타카폰·톨카폰

② 도파민 공장폐쇄를 지연시켜 주는 약: 셀레길린 라사길린

③ 도파민 부족을 보충해 주는 약: 프라미펙솔과 로피니롤

④ 도파민의 남은 생산능력을 증가시켜 주는 약: 아만타딘

속방정과 서방정(CR)의 차이

속방정

속방정은 약의 흡수가 소장에서 대부분 이루어집니다. 그래서 약을 복용 후, 빠른 시간에 도파민이 혈에 흡수되어 혈중 농도를 높이므로, 본래 약성 의 목적대로 인체가 정상 가동되기까지 별문제가 없습니다. 일반인의 경 우, 소장의 길이가 대장보다 짧다고 생각하시는데, 실제 소장의 길이가 대 략 3미터 정도로, 길어야 2미터 정도인 대장보다 더 깁니다.

게다가 소장은 인체의 혈이 가장 많이 모이는 곳이므로, 어떤 물질의 흡

수가 잘 되는 편입니다.

※ 참고
① 밥 먹고 배가 아픈 것은 소장에 혈이 부족한 경우입니다.
② 소장에 암이 안 생기는 이유는 뜨거운 혈이 노상 많이 모이는 부분이기 때문입니다.

서방정

서방정은 소장을 통과하여 대장에 이르기까지 광범위하게 흡수가 되는데 물론 소장에서도 일부 흡수가 되겠지만 주로 대장에서 흡수가 이루어지는 편입니다. 대장에는 간문맥이라 하여 간과 직접 연결되는 통로가 있는데 이 통로를 주로 이용하여 간으로 올라갑니다. 그런데 만일 변비가 있으면 어떻게 할까요?

대장에 변비가 있다는 이야기는 인체가 어떤 걸 흡수하지 않겠다라는 이야기와 같습니다. 그러면 도파민제라 해도 서방정의 경우, 흡수가 잘 안 되겠지요. 그래서 약을 먹고도 잘 안 돌고, 효력도 없고, 도파민 용량이 부족한가 생각하여 결국 도파민 용량을 올리는 경우가 발생하게 됩니다. 이는 분명 잘못된 것입니다.

제가 느끼기엔 많은 환우님의 경우 현재 복용하고 계시는 도파민의 용량이 과한 경우가 많습니다. 그래서 변비가 있는가? 없는가? 소화 흡수 능력이 잘 되는가? 살피는 것은 적절한 도파민 용량을 복용하는 데 필수입니다.

분복 시 반드시 알고 있어야 하는 사항

분복이란? 똑같은 약제의 약 양을 가지고 나누어 횟수를 늘려 먹는 것입니다.

※ 예문

퍼킨 25/250 용량을 두 번 먹으시는 분은 레보도파를 하루 총량 카피도파 50, 레보도파 500을 먹는 것입니다. 그런데 이 25/250를 다섯 번에 나누어 먹는 것이 분복이지 25/100를 다섯 번 먹는 것이 레보도파 총량이 500이 같지만, 분복이 아님을 반드시 알고 있어야 합니다.

분명 약이 다릅니다. 왜 다를까요?

레보도파와 합성된 **카비도파의 양**이 다릅니다. 25/250을 하루 2회로 분복하여 다섯 번으로 드시는 분은 하루 레보도파의 총량은 500이고 카비도파양은 50입니다.

◆ 분복 방법 이렇게 분복해 보세요

① 작은 약 전용 보온병을 준비합니다.
② 하루 먹는 약의 총량을 갈아서 넣고 따뜻한 물을 붓습니다. 코팅된 약은 이 방법을 사용하시지 마세요. 다만, 퍼킨은 용이합니다.
③ 몸에 반응이 약을 달래려 할 때 조금씩 마십니다. 단, 물의 양을 알아 몇 알을 넣었는지 체크하고, 한 번에 어느 정도 물을 머으면, 내가 어느 정도의 약을 먹고 있는지는 알아야 합니다.
④ 스스로에 대한 플라세보 효과(물의 양을 조절하여 희석하는 양으로 조절)

※ 속방과 서방의 중간적 효과
① 해 보실 때는 각자의 신중한 고심 후 선택하셔도 늦지 않습니다.
② 하루나 이틀 정도 해 보시고 효과가 느껴지지 않으면 즉시 중단하시고 원래대로 드세요.

레보도파와 함께 있는 카비도파는 레도보파양에 관계없이 모든 알약에 25로 일률적으로 있다고 합니다. 그러므로 퍼킨 500을 복용하는 분이 계시다면, 아무 생각 없이 퍼킨 25/100을 다섯 번 먹으나, 25/250을 먹으나, 레보도파의 양은 500으로 동일하다고 생각하시면 안 됩니다. 25/100으로 하루 5회로 드시는 분은 레보도파의 총량은 500이지만 카비도파양은 125입니다.

일반적으로 하루 카비도파양의 한계를 150~200으로 잡을 때, 25/100를 6번 먹는 경우, 카비도파를 하루 총량 150을 먹는 셈입니다. 25/100로 먹는 카비도파양 125와 25/250로 먹는 카비도파양 50에는 큰 차이가 있습니다.

이는 스타레보에도 적용됩니다. 스타레보에는 레보도파양에 관계없이 엔타카폰이 일률적으로 200 들어 있습니다. 스타레보 75를 먹으나 스타레보 150을 먹으나 엔타카폰은 200을 먹는 것입니다. 그러므로 스타레보 75 두 알을 먹으면 엔타카폰은 400을 먹는 것이고, 스타레보 150 정제 한 알을 먹으면 엔타카폰은 200을 먹는 것입니다. 그러므로 약의 성분 비율을 보고 분복하는 것을 기억해야 합니다. 이상 운동 증상이 심한 분은 약 분복의 개념을 정확히 알고 알약의 개수를 늘리는 것이 분복이 아니라는 점을 이해하면서 약을 복용해야 합니다.

운동 치료

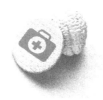

운동으로의 치료

운동은 대단한 것이 아니라 꾸준함이 가장 중요합니다. 그러므로 나에게 맞는 손쉽게 할 수 있는 것을 정하시고 하시는 것이 좋습니다. 나에게 맞는 운동이란? 어떤 운동이든 꾸준히 이어가는 것이 중요한데 그 중 우연이든, 의도이든, 자신도 모르게 하는 운동을 점검해 보는 시간을 가져 보시는 것도 좋습니다. 운동이라고 무조건 많이 아무것이나 하는 것이 도리어 해가 되기도 합니다.

우리가 하는, 더러는 하기 싫고 어렵기도 한 근육의 움직임, 즉 운동은 이런 내 몸속의 모자라는 부분들이나 소실되어 가는 부분들을 붙잡아주고 원활하게 하여 온몸의 물리적 화학적 반응 들을 좀 더 명쾌하게 하여 줍니다. 저는 물리적 화학적 반응을 별개로 생각하지 않고 있습니다.

"당신 무슨 운동을 하십니까?"

파킨슨 환자는 누가 언제 아무 때나 "당신은 무슨 운동을 하십니까?" 물을 때 자신 있게 말할 수 있는 운동 종목이 한 개 이상은 반드시 있어야 합니다.

파킨슨병의 운동이란

파킨슨병에 가장 도움이 되는 운동이란 한마디로 말해 몸 전체를 지속적으로 움직일 수 있도록 도와주는 것입니다.

몸의 잔근육이 먼저 굳어가는 것이 파킨슨병의 특징이기 때문에 온몸의 관절 위주로 몸을 푸는 스트레칭, 특히 요가가 아주 도움이 됩니다. 하지만 대부분 파킨슨병 환자분은 몸의 좌우 균형이 틀어진 경우가 많아 올바른 자세로 운동을 하지 않으면 오히려 상태가 나빠질 수 있습니다. 그러니 반드시 운동 방법에 자세히 배운 후에 해야 합니다. 너무 무리한 운동을 해서 몸이 쉽게 지치도록 하지 않는 게 중요합니다. 운동을 무리하게 하면 파킨슨병의 특성상 근육이 더 경직되어 다음 날 증상이 악화할 수 있습니다. 또 운동할 때 좌우 균형을 맞추기 위해 약해진 쪽에 좀 더 운동시간을 할애할 수 있도록 하는 것도 중요합니다.

그런데 이런저런 운동도 다 하기 싫으신 분들이 있다면, 좋아하는 노래를 하루에 한 곡이라도 부르는 일부터 시작하는 건 어떨까요? 노래를 부르면 안면 근육을 풀어주어 얼굴 경직 예방에 도움이 되며, 호흡근과 성대근을 강화하는 데도 매우 유용하기 때문입니다.

파킨슨병, 왜 운동이 왜 필수인가?

파킨슨병의 확진부터 운동은 약과 함께 필수입니다. 여기서는 파킨슨병에 왜 운동이 필수인가를 확실하게 알아야 합니다.

> "
>
> 파킨슨병의 치료에 운동은 필수이지만
> 운동으로 치료되는 것은 아닙니다.
>
> "

뇌의 혈액 공급이 부족하면 뇌의 신경이 죽습니다. 뇌의 신경이 죽으면 신경전달 물질이 잘 안 만들어지고, 운동은 주로 뇌의 활동이므로 뇌가 죽으면 운동을 할 수 없게 됩니다. 그래서 운동력도 약해지는 것입니다.

파킨슨병의 특징은 근육이 굳어지고 행동이 느려져 그로 인해 생기는 이차적 문제까지 발생하게 됩니다. 그래서 파킨슨병을 치료할 때 꼭 두 가지를 해야 한다고 알려져 있습니다.

하나는 약물치료이고 하나는 운동 치료입니다.

약물치료는 신경전달 물질이 잘 생기지 않아 파킨슨병이 발생하는 문제로 신경전달 물질인 약물을 인위적으로 투여하는 치료 방식입니다. 이것은 파킨슨 증상을 완화하여 주는 절대적인 방식입니다.

다음으로 운동 치료는 몸의 굳음을 방지하고, 근력을 강화하여 파킨슨병의 급격한 진행을 억제하기 위함입니다. 게다가 운동하지 않으면 근육이 약해져서 잘 넘어지게 됩니다. 자칫 다시 일어설 수 없는 막다른 상황에 직면할 수도 있다는 것입니다. 그러므로 반드시 운동은 해야만 합니다. 운동을 안 하게 되면 파킨슨병은 급격히 진행됩니다. 그래서 파킨슨병 환자는 약도 철저히 먹고 운동도 소홀히 해서는 안 됩니다. 물론 약을 먹는다고 운동을 열심히 한다고 파킨슨병이 낫는 것은 아닙니다.

운동 중, 활성 산소의 균형을 맞추려면

활성 산소는 양반다리를 오래 유지하다가 갑자기 자세를 바꿀 때 많이 발생합니다. 양반다리를 하고 있으면 다리의 혈류가 억제돼 신경에 산소와 영양분이 퍼지지 않습니다. 그러면 점차 신경이 마비돼 발이 저리기 시작합니다. 이 상태에서 갑자기 일어나면 그동안 억제됐던 혈액이 갑자기 다리에 흐르기 시작해 활성 산소가 대량으로 발생하는 것입니다. 이때 발이 저릴 뿐 아니라 따끔거리며 아픕니다. 전기가 통하는 듯한 이때의 통증은 신경을 자극하며 나타납니다. 격렬한 운동을 할 때도 활성 산소가 잘 발생합니다. 규칙적이고 적절한 강도의 운동은 활성 산소의 균형을 유지해 우리 몸의 세포 성장을 돕습니다. 그런데 격렬한 운동을 하다가 갑자기 멈추면 활성 산소가 폭발적으로 늡니다. 운동 강도를 유지하는데 필요할 줄 알았던 에너지가 필요 없어지고, 그 에너지를 만들려고 준비했던 산소가 남아버리지요. 이때 남은 산소는 활성 산소로 변하기 쉽습니다. 그러므로 운동을 하다가 멈출 때는 동작을 서서히 중지해 산소가 점차 소비되도록 하는 게 좋습니다.

운동시간은 아침이 좋을까, 저녁이 좋을까?

비슷한 증상과 병력을 가진 환자들에게 약효가 서로 현저히 다르게 나타나는 이유는 왜일까요? 도파민이 도는데 저항이 커서 도파민이 잘 못 도는 환자일수록 도파민 제제 투입 시 치료 효과가 더딥니다. 반대로 도파민이 도는데 별 저항이 없는 환자일수록 치료 효과는 커집니다.

주위의 파킨슨병 환자 중 어떤 분들은 아침 기상 시에 하루 중 몸 상태나 거동 상태가 가장 좋다는 분들이 있고, 아침 기상 시가 가장 힘들다고 하시는 분들도 계십니다.

〈뇌 건강 이야기〉에서도 언급됐는데, 도파민 약에 대한 반응이 좋아 약을 먹으면 정상인 같다가 약효가 떨어질 때는 낭떠러지 떨어지듯 뚝 떨어지는 경우가 있습니다. 이는 뇌의 많은 손상으로 도파민 분비 능력이 떨어져 있는 상태지만, 약효는 큰 문제 없이 잘 도는 경우입니다. 이런 분들은 동결[5]이 비교적 빨리 오는 것 같습니다. 항상 정신적 평안함을 염두에 두고 치병에 힘써야 합니다.

아침에 컨디션이나 거동 상태가 좋은 분들은 대체로 약효 활성화가 빠릅니다. 아침 컨디션을 좋게 하려면, 밤 10시에서 12시 사이에는 잠이 들어야 합니다. 그래야 도파민이 잘 돌아 약효가 잘 받게 됩니다. 그러므로 힘들어도 일찍 자는 습관은 가져야 합니다.

반대로 아침 기상할 때가 가장 힘들다고 하시는 분들은 도파민 약 복용

---

5 '동결 보행' 또는 '보행 동결' 의미가 있습니다. 발이 앞으로 짧게만 나가거나, 아예 앞으로 나아가지 못하는 보행장애를 이르는 말입니다.

후에도 약효가 정상적인 거동까지 도달할 수 있도록 충분하게 높아지지 않기 때문입니다. 그러므로 가끔 환자들 간에 적절한 운동시간을 말할 때, "아침이 좋다"와 "저녁이 좋다"라는 설왕설래는 각자 개인적 선호도와 관련지어 판단할 일입니다. 운동은 컨디션이 좋을 때 해야 합니다.

유산소 운동과 무산소 운동(역치점*)

* 역치점: 너무 힘들어 달리기를 멈추고 싶지만 어떻게든 악으로 버티며 달리기하는 경우, 거친 숨을 몰아치며 겨우겨우 시간을 단축하여 달리는 경우, 우리 몸에 피로 물질이 급격하게 상승한 이 지점을 '젖산 역치' 또는 '무산소성 역치'라고 합니다. 그렇다면 달리기할 때 이 역치점을 넘어서지 않는 강도를 어떻게 알아낼 수 있을까요?

가장 정확한 방법은 특정 장비를 통해 직접 최대 산소 섭취량을 구하는 것인데 1억이 넘는 이 장비를 구비하고 있는 센터는 거의 없습니다. 두 번째는 심박수를 통해 구하는 방식인데, 시간이 지날수록 그 기준이 생각보다 자주 바뀌기도 하고 실제로 심박수 측정 기계가 없으면 달리는 도중 측정한다는 게 쉽지 않을 수도 있습니다. 세 번째는 그냥 약간 힘들다는 느낌으로 달리는 것인데, 이 방법이 객관성은 떨어지지만, 가장 현실적으로 쉽게 해볼 수 있는 방법입니다. 그래서 힘들지 않은 범위 내에서 최대한 빠른 속도로 달리는 자신의 기준으로 달리는 것이 좋습니다.

〈3분 운동과학〉에서 나온 내용을 다음과 같이 정리했습니다.

16년간의 환자 경험으로 엮은 파킨슨병, 어디 해보자!

	유산소 운동	무산소 운동
에너지를 만드는 원료 방식 장소에 따라	몸에 충분한 산소가 들어왔을 때 근육 미토콘드리아 내에서 지방을 에너지로 만들 때	산소 없이 미토콘드리아 바깥쪽에서 근육 내에 저장된 탄수화물을 바로 에너지로 만들어서 사용 가능
운동 강도에 따라	스콰이 무산소 운동인 듯하지만 한 번에 500개에서 천 개씩 주어진다면 그건 오히려 유산소 운동이 될 수도 있음	전력 질주로 빠르게 달성
에너지 시스템에 사용되는 비율	높을 때	낮을 때

정적인 운동

저는 젊어서부터 유난히 피로감을 쉽게 느꼈습니다. 병원에 가도 "별 이상 없습니다"라고 해서 참 답답했지요. 차라리 어디가 어떻다 하면 얼마나 속이나 시원했을꼬? 그렇지만 웬 탁구공의 스매싱은 그리 강타로 때려 주는지….

지칠 줄도 몰랐습니다. 파킨슨병 증세도 잊었답니다. 그러나 일단 탁구장을 나설 때의 나는 기진맥진했습니다. '어째서? 힘들면 좀 쉬지. 왜 쉬지를 못하고 강하게 밀어붙였을까?'

우연히 병원에서 자율신경 검사를 하게 되었는데, 교감 신경이 지나치게 높게 나왔습니다. 우리 몸의 교감 신경과 부교감 신경이 근육에 미치는 영향은 어떤지를 알아보았어요. 교감 신경이 높으면 감각의 역치점이 높다고 하더군요.

일반적인 사람들에 비해 동일한 자극으로는 몸에서 느끼는 만족도가 본인이 추구하는 만족도를 충족시키지 못해 그 만족 충족을 위해 더 많은 활동을 해야지만 되는 거랍니다. 항상 지쳐있지만, 정작 본인은 그것이 정상이라고 생각하고 있어 근육이 지쳐있는 상태가 지속된다는 것. 그거참…, 허탈했습니다.

나는 운동을 하면 파킨슨병에 좋다 해서…. 또 재미있기도 해서…. 어디서 스톱을 해야 하는지도 모르고, 과한 운동으로 병을 키우고 있었습니다. 한마디로 항진된 교감 신경으로 인해서 나 스스로 나를 몰아붙였던 것입니다. 좀 더 일찍 명상이나 호흡법 쪽으로 눈을 돌렸어야 하는 건데…….

요즘은 아침에 눈이 오나 비가 오나 동네 근처 산에 아침 해를 보는 산행을 두 시간 정도 꾸준히 하고 있습니다. 긴 날숨의 호흡을 해가면서. 운동은 각자가 자기에게 맞는 것을 찾아서 하지만, 우리 파킨슨병과 같은 교감 신경이 곤두서있는 환자들에게는 꾸준한 호흡법과 함께하는 정적인 운동도 반드시 병행해야 함을 잊지 말아야겠습니다. 근데 너무 재밌어서 감각의 역치점조차 잊는 그런~ 운동은 피해야 할 듯하나, 그런 재미가 없으면 하기가 싫어지니, 참~!

쪼그라진 뇌를 살리자 (뇌신경 가소성 원리)

〈매탐인 37 습관학교〉의 정보에 의하면, 우리가 생각하고 행동할 때마다 뇌세포들은 이같이 신경전달물질을 주고받으며 왕성하게 활동한다고 합니다. 그러나 나이가 들면서 활동량이 줄어들면 신경전달물질 수용체 시냅스가 급격하게 줄어들고, 신 세포를 포함한 뇌세포들이 이같이 쪼그라들기 시작합니다. 뇌 위축 정도가 똑같은 나이대인데 다른 이유가 뭘까요? 이 차이는 바로 운동 습관에 있습니다.

그렇다면 운동을 하지 않아서 같이 찌그러져 버린 뇌를 다시 회복시킬 수밖에 다른 방법이 있을까요? 있습니다.

바로 뇌는 가소성을 지니고 있어서 언제든지 생활 환경과 생활 습관에 따라서 쪼그라들 수도 있고 반대로 다시 건강하게 회복될 수도 있습니다. 이것이 바로 뇌가 지닌 '신경 가소성' 덕분입니다. 신경 가소성은 생활 습관에 따라서 나쁘게 또는 좋게 언제든지 뇌의 구조와 기능을 바꿀 수 있는 뇌가 가지고 있는 아주 중요한 속성입니다.

"

운동을 하면
근육처럼 뇌도 커질 수 있습니다.

"

운동을 하면 심장박동수가 증가하고 심장박동수가 증가하면 혈류량이 많아집니다. 우리 뇌는 심장보다 위에 있어서 심장에서의 혈류량이 많이 나올수록 뇌에 공급되는 혈류량이 늘어나게 됩니다. 그러면 뇌 안에 있는 미세혈관들이 확장되면서 혈액이 공급되기 시작합니다.

뇌는 우리 몸 전체가 사용하는 산소와 포도당의 20%를 사용합니다. 따라서 유산소 운동을 통하여 심장 박동수를 올려주면 뇌에 그만큼 많은 혈류량이 공급되어 뇌세포들이 활성화됩니다. 이때 바로 뇌세포에서, 죽었던 뇌세포를 되살리고 끊어졌던 신경회로를 연결해 주고 긍정적인 신경전달물질들을 많이 분비해 뇌세포를 건강하게 만드는 기적의 영양 단백질이 풍부하게 분비된다고 합니다.

지금 당장 유산소 운동 습관을 길러서 찌그러들었던 뇌를 탱글탱글하게 회복하고 탱글탱글한 뇌를 건강하게 유지할 수 있도록 하기 바랍니다.

쪼그라진 뇌가 살아난 실제 체험 환자

한쪽에서는 뇌의 세포는 한번 망가지면 복구가 안 된다고 주장합니다. 그러나 근래 들어 다른 쪽에서는 신경 뇌세포도 복구될 수 있다는 주장이 설득력을 얻고 있습니다. 내가 안 보이는 머릿속 깊은 곳에 있는 세포가 복구되든 안 되든 별 상관이 없습니다. 이왕 확진 받은 병을 이제 와서 어찌하라고? 뇌신경 가소성(뇌세포가 다시 살아난다는)이 머리를 땅 때리도록 정확한 체험 사례를 알게 되었습니다.

같이 예배를 드리는 성도님이 확진 받으신 지도 오래되고 몸이 많이 힘드신데 찬송을 부를 때만큼은 누구보다도 정상적으로 환자가 아니었고, 하나님을 간절히 찾는 영적 싸움을 할 때만큼은 눈동자가 초롱초롱하십니다.

목소리만 듣는다면 누가 환자라 할까요?

하지만 병고의 세월을 감출 수는 없었습니다. 그분의 뇌 사진에 한쪽은 정상 수준이고 한쪽은 작게 쪼그라들었다 하십니다.

찬송과 예배가 없었다면 한쪽 망가진 쪽 뇌의 모습이 뇌 전부를 덮었을 텐데 반쪽이 다시 살아나 찬송과 예배를 드리고 있습니다. 너무도 확실하게 뇌신경 가소성을, 간접이지만 실감 나게 체험하게 되었습니다. 매일 운동을 약간의 헐떡임 정도로 하여야 심장의 펌핑 강도가 뇌까지 피를 보낸다고 합니다. 계속 매일 뇌로 혈이 흐를 때 뇌신경은 살아날 수 있음을 알게 되어 감사드렸습니다.

근육 생성에는 세포 성장 호르몬이 핵심

공복시간이 길면 나오는 세포 성장 호르몬은 몸이 위기 상황이라고 느낄 때 나오는 것입니다. 매일 먹으면 위기 상황이 없기 때문에 먹는 것은 마음대로 먹되 음식물 섭취 후 최소 4~6시간은 공복 상태로 유지해야 합니다.

세포 성장 호르몬이 나오기 위한 최적의 조건은 공복 상태입니다. 밥은 챙겨 먹되 공복시간을 유지하는 것이 매우 중요합니다.

운동 기능 개선에는 저속 트레드밀 운동[6]이 최적

[호놀룰루] 메릴랜드대학 신경과 리사 슐먼(Lisa M. Shulman) 교수는 파킨슨병(PD) 환자를 대상으로 3종류의 운동요법을 비교한 최초의 무작위 비교시험을 실시한 결과, 운동 기능 개선에는 트레드밀을 이용해 낮은 강도로 장시간 걷는 운동이 효과적이라고 제63회 미국신경학회(AAN)[7]에서 발표했습니다.

---

6 Treadmill motion(유산소 운동), 걷기, 달리기, 자전거 타기, 등산, 수영, 러닝머신 등 여러 가지가 있습니다.
7 〈메디칼 트리뷴 6월 20일 자〉

파킨슨 환자 67명을

① 단시간 내 트레드밀 운동군

② 저속, 장시간 트레드밀 운동군

③ 스트레칭과 저항운동(웨이트 트레이닝) 실시군 등 총 3개 군으로 무작위 배정해 검토했답니다. 그리고 참가자는 주 3회, 3개월간 운동을 지속하고 볼티모어보훈병원의 운동 생리학자의 평가를 받았습니다.

이러한 검토한 결과, 걷기와 운동성이 가장 꾸준하게 증가시킨 운동은 저강도 트레드밀 운동인 것으로 나타났습니다. 저강도 트레드밀을 한 환자에서 다른 2개 군에 비하면 걷는 거리와 속도가 크게 개선되었습니다. 그러나 파킨슨병 증상의 개선은 스트레칭과 저항운동을 한 환자군에서만 나타났습니다. 교수는 이번 결과를 근거로 파킨슨 환자 신체장애의 가장 큰 원인은 '걷기 장애'라는 결론을 얻었습니다.

파킨슨 환자 대부분은 가벼운 운동 정도만 가능해 환자로부터 어떤 운동이 좋은지 질문받는 경우가 많습니다. 이번 연구 결과로 PD 관리 방법에 대한 힌트를 얻을 수 있었습니다. 고강도 운동이 가장 효과적이라는 증거는 있지만, 이번 연구 결과는 "저강도 운동과 스트레칭 및 저항운동의 조합으로 크게 개선될 수 있음을 보여 주었다"라고 말했습니다.

무릎 통증엔 발목 펌프 운동

제 경험으로 심하지 않은 무릎 통증의 치료와 예방으로 좋은 운동은 발목 펌프 운동이 효과적입니다. 오른발, 왼발을 번갈아 올렸다 내려쳐 보세요.

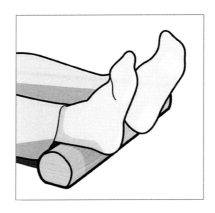

몸이 굼뜨고 등이 굽으면 누운 자리 스트레칭

몸이 굼뜨고 등이 굽은 분이라면, 일어서서 운동하시다가 위험할 수도 있습니다. 등이 앞으로 굽어지면 여러 가지의 합병증이 많이 오는 것으로 알고 있습니다. 누운 자리에서 스트레칭을 해 보세요.

방법은 다음과 같습니다.

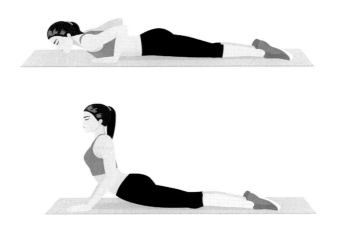

먼저 엎드리서서 양팔을 팔굽혀 펴기 자세처럼 옆으로 세우세요.

그리고 바닥에 손을 대고 있으면 가슴이 좁아 들지 않게 스트레칭이 됩니다. 거창한 운동 하시려 벼르다가 못하실 수도 있으니, 엎드리서서 코가 바닥에 박혀 불편하시면, 낮은 베개를 목에 대고, 팔을 최대한 올려 접으시고 손바닥은 바닥에 대고 30분 정도 꾸준히 해 보세요.

가능하시면 ②번도 해 보시고 어려우시면 ①번만 하셔도 큰 도움이 됩니다.

걷기와 절 운동

걷기는 모든 운동의 기본입니다. 걷는 거리를 증가시키는 것보다 같은 거리를 시간 단축하는 것이 효과적입니다. 매일 거르지 않고 걷는 습관이 중요합니다.

절 운동은 예전부터 내려오는 수행을 하는 운동 방법입니다. 절을 통해 잡념을 끊을 수 있으며, 균형 잡힌 신체를 만들 수 있고 원활한 혈액순환으로 병을 치유할 수 있기도 하고, 자아를 잊는 무념무상의 상태로 들어가 진정한 몸과 마음의 휴식을 취할 수 있습니다.

절의 횟수는 수행자의 상태에 맞도록 적절하게 정합니다. 대개 처음엔 9회, 다음엔 21회, 49회, 100회, 300회, 1,000회 순서로 적응해 가며 횟수를 늘리지만, 운동으로 100배를 주로 하기도 합니다.

대체의학 치료

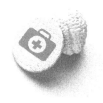

대체의학에 대한 단어의 정리

앞의 글에서는 초기부터 대체요법 적용의 필요성을 제기하고, 그 위의 글에서는 '대체법은 없습니다'로 결론 내렸다 하였는데 좀 이상하지 않은가요? 여기에는 우리가 단어를 제대로 정리하지 않고, 뭉텅이로 대체법이라는 것에 모두 몰아넣었기 때문입니다. 따라서 대체 치료법에 들어가기 전 단어의 정리부터 해야 할 필요가 있습니다. 우리가 흔히 말하는 귀신 씨 나락 까먹는 소리 같은 느낌을 받는 대체 치료에 대한 단어 정리를 먼저 확실히 하는 것이 대체 치료에 관한 올바른 인식을 가질 수 있기 때문입니다. 대체 의학은 객관적이고 과학적인 근거가 부족하여 현대 의학에서는 다루지 않는 모든 종류의 치료법을 포괄하는 개념입니다. 이해하기 쉽게 말하면, 병원에서 일반적으로 사용하지 않거나, 의료보험에 적용되지 않는 치료나 진료를 말하는 것이지요. 이를 좀 더 세분히어 보면,

대체의학: 현대의학적 치료를 대신해 쓰이거나 독립적으로 사용되는

의학

보완의학: 현대의학적 치료를 하는 중에, 함께 사용되어 보탬이 될 수 있
는 의학

통합의학: 현대 의학+보완의학

그러므로 우리가 현재 알고 있는 대체의학은 보완통합 의학입니다. 즉 대
체의학이 현대 의학을 대신하거나 혹은 독립적으로 사용될 수 있다고 여기
고 연구하는 것이 아닙니다. 치료는 어디까지나 현대 의학으로 하지만, 혹
시 도움이 될 만한 부분이 있다면 연구해서 현대의학과 함께 사용하겠다는
뜻입니다.

여기서 다시 한번 혼용으로 사용되고 있는 대체법과 민간요법을 분류하
여 정확히 구별해 보고자 합니다. 우리는 민간요법을 대체요법과 비슷한
말로 쓰는 경우가 많습니다. 그러나 이는 결코 같은 의미가 될 수 없습니다.
정확히 말하면, 전문 연구기관에서 효과가 입증되거나 믿을 만한 민간요법
에 관하여 이론적 체계를 세워 다듬고 치료에 적용되는 것을 대체요법이라
하고, 이론적 체계가 서 있지 않은 상태로 개인적인 몇몇 치료 사례로 대다
수 환자에게 적용하는 것을 민간요법이라고 합니다.

한마디로 대체요법이란 우리 질병의 고통을 자연의 치유 능력을 증강시
켜 주는 여러 가지 자연적인 접근방식을 동원하여, 신체의 병변부 위 뇌에
만 치중하는 치료가 아니라, 정신적, 사회적, 환경적인 부분까지 조화를 이
루게 하는 치료를 말하는 것입니다.

이렇듯 여러 가지로 세분된 치료 방법을 한꺼번에 덩어리로 〈대체법〉이
라 하다 보니, 더러는 인정하고 더러는 인정할 수 없고 더러는 근거 없는 소
리 같기도 합니다. 이런 많은 의미를 담고 있는 대체요법을 악용하는 사례

가 간혹 있습니다. 환자들은 지푸라기라도 잡고 싶은 심정으로 비싼 돈 들여 그들의 약을 구입하여 복용 후 그 부작용으로 고통받는 사례가 많습니다. 이같이 속았다는 환자들의 경험 사례는 대체요법에 고개를 흔들게 만들었습니다.

그런 여러 가지 이유에도 불구하고 대체법(이하 보완통합 의학을 대체의학이라는 친숙한 단어를 사용하겠습니다.)에 관심을 끊을 수가 없는 이유는 파킨슨병에 대한 접근방식에 있어서 현대 의학은 진단된 병에 대한 부분적 처치만 있을 뿐, 환자의 모든 면을 충분히 고려하지 못하다는 점 때문입니다. 몇 개월에 한 번 진료를 받게 되는데, 진료 시간은 겨우 3분여에 불과합니다. 자존심 다 내려놓고 의사와 대면하는 너무도 짧은 진료 시간을 통해 겨우 처방전 한 장 들고나옵니다. 그러나 처방전의 혜택은 파킨슨의 진행을 좀 늦추고, 증상을 좀 가벼이 해주는 것뿐이었습니다.

그렇다고 별 임상 결과 없이 현재 우리가 접하는 다양한 대체요법을 마음 놓고 실행할 수도 없습니다. 의학적인 효과뿐 아니라, 안전성조차도 증명되지 않은 상태이며, 과장된 허위광고를 통해 환자, 보호자들에게 피해가 되는 사례가 다른 병보다 더욱 심하면 심했지, 그보다 못한 건 아니기 때문이지요.

대체의학을 주장하는 사람 중의 일부는 병원 치료에 대한 부정적인 생각까지 가지고 있습니다. 이는 분명 위험한 주장이라 생각됩니다. 우리를 직접 처방하고 진료하는 의사 선생님들은 대체의학이 과학적으로 검증되지 않은 치료 방법이라는 생각에 대체로 부정적 태도를 보입니다. 이 같은 의사 선생님들의 인식으로 민간요법이나 대체법은 논의 자체가 되지 않고 있다 보니, 대체법을 병행하고 있는 대부분의 환자들은 진료 시 대체 의학에 관한 이야기를 차마 꺼내지 못합니다.

그러나 우리의 병이 병원의 과학적 방법으로는 치료될 수는 없지만, 초기 파킨슨 시절에는 어떻게 조금만 무엇인가를 하면 괜찮아지리라는 기대를 하게 됩니다. 그런 생각이 들게 하며, 파킨슨을 만만하게 보아도 될 것처럼 여기게 하는 '허니문'이라는 기가 막힌 기간이 있습니다. 이는 다른 병의 약에는 없는 것입니다. 약 효과가 잘 나타나 거의 정상 생활을 할 수 있는 그 느낌이 정말 꿀맛 같습니다. 이것은 경험해 본 사람만이 말할 수 있는 느낌입니다. 꿈같이 지나가는 허니문 기간이 지나면서 환자들은 약으로 정상과 비정상을 오락가락하는 증상이 표출되기 시작합니다. 즉 약이 전부가 아니라는 것입니다. 환자들이 이용하는 대체 치료법에 관해 단순히 의학적으로 증명되지 않았다는 이유만으로 대체요법을 부정할 수만은 없다고 봅니다.

나의 투병 생활로 얻은 교훈이 있다면, 임상 절차가 끝난 과학적 방법만이 파킨슨 치병의 전부가 아니라는 것입니다. 이론적 근거를 갖지 않은 민간요법과 구별되는 대체의학에 대하여 다른 선진국에서는 공개적인 관심을 보입니다. 치료 약이 없는 난치성 질환 치병을 위하여 진정으로 파킨슨 치병 효과를 보이는 대체의학에 대한 공개적인 실태 파악과 검증 작업이 이루어지기를 바라고 있습니다.

파킨슨의 보완 대체법, 독립적으로 자리 잡아야

약과 운동이 파킨슨 치병에 필수라고 말합니다. 필자는 거기에 플러스로 '보완 대체법'이 같이 가야 한다고 생각합니다.

증후군에 관련된 자료가 없다고 하지만, 우리가 흔히 말하고 생각하는 파킨슨도 비운동 증상 면에서는 파킨슨증후군과 다를 바가 없습니다. 운동

증상으로의 서동, 떨림, 경직 정도에 따라 증상 완화 정도가 나타나거나, 십
년 안팎으로 또 다른 약의 부작용을 겪는 사례들도 파킨슨증후군의 예가 아
닐까 생각이 듭니다,

대체요법에 긍정적인 전문의들은 "환자들이 공공연하게 이용하고 있는
여러 대체 요법들이 비록 과학적으로 입증은 안 되었어도 안정성이 높고 환
자의 심리적인 안정과 질병을 이겨내는 힘을 주는 치료법이라면, 이것을 수
용하고 받아들이는 열린 마음이 필요합니다"라고 말합니다.

> ## 음성적 대체요법 부작용 아시나요?
>
> 건국대 의대 예방 의학 교실 이건세 교수팀은 암 환자 2백 83명을 대상으로 대체요법
> 사용을 조사했습니다. 그중 53%에 해당하는 환자가 대체요법을 사용하였습니다. 이
> 렇게 음성적으로 대체요법을 적용하다 보니, 전문적 의학지식이 없는 사람들이 개인
> 적인 치료 경험을 바탕으로 대체요법으로 환자를 치료해 부작용이 생기거나 더 악화
> 하여 건강도 버리고 적지 않은 금전적인 손해를 보는 경우도 많습니다.

또 정통의학과 대체의학이 근거 없이 서로 등을 대고 외면하기보다는 체
계적인 대체요법을 치료에 적용해 보고 효과를 보았던 임상 사례를 꾸준히
쌓고, 과학적인 실험을 통해 그 효과를 입증해 나가는 것이 필요하다고 주
장합니다.

대체 치료의 방법

자세 치료

모든 신체 활동은 일반적으로 요구하는 바른 자세가 있습니다. 잘못된 자세와 기술로 운동을 매일 한다면, 결과는 병의 진행을 가속화하고 더불어 만성적 상해도 일으키게 됩니다. 운동할 때의 움직임에 대한 이해와 자세 교정도 물론 중요하지만, 평상시의 바른 자세의 실천 노력과 유지는 운동의 효과를 배가시킵니다. 평상시에 본인의 자세를 일주일 간격으로 사진으로 기록해 변화를 빨리 감지하는 것도 병의 예방과 초기 치료에 많은 도움이 됩니다.

◆ 올바른 걸음으로 척추와 골반을 바로잡기

똑바로 서서 눈을 감고 제자리걸음으로 30까지를 크게 구령을 붙여가며 팔을 힘차게 흔들며 걸어봅니다. 걸음으로 틀어진 골반을 잡는 것입니다.

만약 골반이 오른쪽 바깥쪽으로 틀어진 경우라면, 제자리걸음으로 30번을 세면서 눈감고 팔을 힘껏 흔들며 걸어봅니다. 눈을 뜨면 오른쪽으로 방향이 돌아 거의 90도 각도 돌아간 형태의 내 모습을 발견하게 됩니다.

골반이 왼쪽 바깥쪽으로 틀어진 경우라면 이 또한 제자리걸음으로 30까지 크게 소리 내어 팔을 흔들며 동작합니다. 눈을 떠 보면, 굳음 정도에 따라 왼쪽을 바라보는 내 모습의 회전 정도를 보게 됩니다.

◆ 올바른 자세 유지에 늘 신경 쓰기

등이 굽어져 어깨를 펴는 것을 신경 쓰기보다는 **가슴을 앞으로 들어 올리**

는 것이 등을 펴는 자세 유지에 도움을 줍니다.

◆ 구령을 붙이고 무릎 올리는 제자리 뛰기

1분만 하더라도 우리의 심장 박동과 혈액순환에 많은 도움을 줍니다.

◆ 단전에 힘주고 말하기

단전에 힘을 주고 척추를 곧이 세우고 힘찬 목소리로 또박또박 말하는 습관을 지녀 보세요.

◆ 샤워기로 샤워하기

겨울에도 여름에도 북극에서도 사막에서도 얼굴을 내놓을 수 있는 것은 그만큼 얼굴에 혈이 많이 모여 있어 환경에 민감하게 대응하게 만들어졌기 때문입니다. 샤워기로 이마 광대뼈 귀밑, 인중 턱, 목을 차례로 미지근한 물로 샤워 물을 뿌려주며 샤워를 해 보세요.

◆ 손톱 비비기, 발끝 치기

발가락을 오그려 두 엄지발가락을 칩니다. 발 쪽으로 오는 기혈 순환의 가장 신속한 방법이지요. 손톱이 왠지 거칠어지고 세로줄이 간다든지 마른 듯할 때, 손가락을 오므려 두 손 손톱을 손톱끼리 비벼줍니다. 해 보면 바로 효과가 느껴집니다.

◆ 제자리에서 걸으며 흔들기

왼쪽 발이 나올 때는 오른팔, 오른발이 나올 때는 왼팔, 한 마디로 흔들거리는 모습에서 다양하게 팔 동작을 바꾸며, 다리와 리듬을 맞출 때 인체의 틀어진 부분들이 많이 자리 잡게 됩니다.

반신욕, 족욕 치료

우리는 반신욕과 족욕을 하면 도움이 된다는 이야기를 들었습니다. 이것들이 어떻게 도움이 되는지 보겠습니다. 반신욕과 족욕은 하체 부분에 온도가 올라가기 때문에 뇌에서 체온을 잘 유지해야 하는 명령을 내립니다. 그러면 하체의 혈액은 위로 올리고 상체의 혈액은 아래로 내림으로써, 체온을 유지하기 위한 기능을 합니다. 이를 통해 혈액순환이 빨라지게 되면 산소 공급이 더 빨라지게 되는 것입니다.

욕조에서 하는 반신욕의 특징은 물의 온도가 일정하게 유지되어야 한다는 것입니다. 이런 부분들이 욕조 반신욕에서 조금 어려울 수가 있는데 참고해 주시고요. 반신욕은 하루에 한 번 정도만 하는 것이 좋습니다. 바로 체력이 떨어질 수가 있기 때문입니다. 그 이유는 혈액순환이 빨라진다는 것이고, 그렇게 되면 그만큼 운동에너지가 필요하다는 것입니다.

혈액순환으로 산소가 지속적으로 순환되면, 운동한 것과 비슷한 효과를 낼 수가 있습니다.

적외선 반신욕은 적외선을 통해서 하체의 온도를 높여주는 방법입니다. 적외선으로 인해 반신욕 효과가 있다는 것인데, 가장 큰 차이점은 욕조의 물 무게가 하체를 압박한다는 것입니다. 이를 통해 혈관이 수축합니다. 그래서 혈액순환이 빨라진다는 이야기고, 이는 산소 공급을 더 빨리할 수 있다는 것입니다.

족욕도 역시 이런 원리를 가지고 인체에 도움을 줄 수 있다는 것인데, 반신욕보다는 약하기에 반신욕이 족욕보다 더 낫다고 할 수 있습니다. 반신욕 후에 얼굴이 붉어지고 열이 계속 나서 힘들었다는 분이 있습니다. 바로 그런 부분들이 내 몸 자체가 그렇게 혈액순환이 빨라지는 것을 아직은 원만히 소화할 수 있는 상태가 아니라는 것을 증명합니다. 그러니까 처음부터 너무 무리하지 않는 것이 좋겠습니다. 처음 하시는 분들은 10분 정도만 하시고, 차차 시간을 20분까지 늘리시면 됩니다.

1일 1회가 아니라, 이틀에 한 번, 일주일에 3번 정도로 시작합니다. 체력 소모가 있다는 것은 운동과 거의 비슷하다고 말씀드릴 수가 있고, 얼마나 해야 효과를 볼 수 있는지, 그리고, 이왕 한다면 운동은 꾸준히 할 때 도움이 되는 것처럼, 반신욕도 마찬가지로 꾸준히 해야 한다고 말씀드립니다.

반신욕은 자기 전에 해야 하는 것이 좋습니다. 자기 전에 하면 체력 소모를 통해서 몸이 노곤하게 되어, 질 좋은 수면에 도움이 될 수 있습니다. 잠들기 전 1~2시간 전 정도에 하고, 반신욕 전후에 수분을 보충해 주면 좋습니다.

> ## ❝ 해 보실래요?
>
> ------
>
> 반신욕은 어떻게 하는 것이 좋은가? 배꼽까지만 담급니다. 손 이외의 상체는 반드시 물 밖에 둡니다. 손까지는 어쩔 수 없지만 발을 담그고 물을 상체에 끼얹거나 이런 행동은 안 하는 것이 좋습니다. 그리고 시간은 20분 정도만 합니다.

치료와 병행해 보세요.

하나, 일주일 간격으로 옆면, 정면, 뒷면 사진을 찍어 보관하세요.

둘, 간단하게 나만이 아는 방법으로 매일 투병일지를 써 보세요.

명상 치료

명상은 뇌의 총체적인 에너지 패턴을 변화시킬 수 있는 가장 적극적인 도구입니다.

명상으로 얻을 수 있는 기본적인 효과는 이완입니다. 이완은 자연 그대로의 우리 몸 상태를 말하며, 치유와 건강의 세계로 나아가는 항상성, 즉 자연 치유 능력을 극대화하는 것입니다.

명상 치료 방법 두 가지를 소개합니다. 하나는 「힐링 코드」 책을 따라 하는 방법입니다. 다른 하나는 '싱잉볼' 명상입니다.

먼저 도서 「힐링코드」를 따라 하는 명상입니다. 이 책은 알렉산더 로이드와, 밴 존슨의 공저로, 출간 즉시 아마존 건강 분야 베스트셀러 1위에 오른 도서입니다. 이 책을 통해 힐링 코드의 탄생 배경과 과학적 근거, 치유의 비밀을 밝히는 한편, 단 6분을 투자하여 평생 건강하게 살 수 있는 실행법을 알려줍니다.

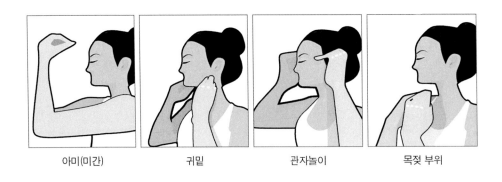

| 아미(미간) | 귀밑 | 관자놀이 | 목젖 부위 |

모두 4 동작을 순서대로 1분 30초씩 해 보세요.

파킨슨병은 운동 증상을 집중하여 치료해 보려 하다 보니, 뇌병이라는 것을 가끔 잊을 때가 있습니다. 명상은 우리의 얼굴을 세수하듯, 뇌를 씻어 주는 기분을 갖게 합니다. 여러 가지 명상법이 있지만, 웬만해서는 그 경지를 넘어간다는 것이 어렵습니다. 급하면 돌아가라 했듯이 서둘지 말고 꾸준히 하루 세 번씩 백일만 해 보세요. 몸은 거짓말하지 않습니다. 분명 달라져 있을 것입니다.

싱잉볼 명상

다음은 '싱잉볼 명상'입니다. 이 명상은 뇌가 목욕하는 시간입니다. 많은 사람들은 시작하자마자 졸기 시작합니다. 졸지 않는다면 잡생각이 떠오릅니다.

이렇듯 졸거나 잡생각을 줄이려면 에너지가 있어야 하는데, 늘어지고 처진 상태로는 에너지가 없어 명상도 못 하고 졸거나 잡생각으로 괜히 짜증 섞인 자책으로 끝나기도 합니다.

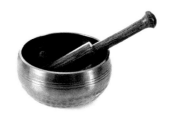

싱일볼

그런데 명상은 파킨슨병에 상당한 도움이 됩니다. 소위 '멍~' 때리며 머리를 비우는 시간입니다. 명상을 계속하다 보면 뇌가 시원해지는 데, 이를 혼자서 연습하기에는 잘 되지 않다가, 이 싱잉볼이라는 것으로 연습했는데 아주 좋았습니다. 싱잉볼의 마지막 개미 소리만큼의 것을 끝까지 쫓아가며 집중하다 보면 멍 때리기 하는 데 도움이 많이 됩니다.

멍상을 잘 연습하면 on 시간[8] 연장에 상당한 도움을 줍니다.

---

8 on 시간이란 몸에 약효가 나타내는 시간을 의미합니다. 이상 증상이 멈추고 약으로 인해 정상생활이 가능한

기혈 치료

◆ 피를 맑게 하는 기본 방법

- 음식의 양을 줄이고 욕망을 비운다.
- 노력의 강도를 낮추고 생각을 비운다.

◆ 도파민 보충도 혈의 흐름도 중요하게

흑질(SN) 부위의 도파민 신경세포는 운동신경을 자극하거나 억제할 때 사용되며, 인간이 정상적으로 움직일 수 있도록 조절해 주고 의욕을 샘솟게 해 주는 '신경 전달 물질이다.'라는 정의는 누구나 알고 있습니다.

도파민을 생성하는 흑색질이 손상되어 없어졌다? 원인은 이렇게 다른 뇌 병보다도 정확히 많이 밝혀졌지만, 여전히 속수무책 치료제가 개발되지 않고 있습니다. 왜일까요?

중뇌 흑질의 소실로 도파민 생성이 적어지면 운동신경 등이 무뎌지고, 근육의 굳음이 온다면 근육 속속히 흐르는 혈관도 영향을 받게 될 것입니다. 그러다 때로 혈류가 늦어지는 곳이나 무엇인가 방해물이 있을 시엔 그곳은 피가 정체되면서 소위 곪음, 즉 염증으로 인해 통증이 오게 됩니다. 통증이 오기 전에 저린 신경의 눌림 현상과 같이 서서히 굳음이 깊어져서 눈에 띄는 서동 현상과 드디어 얼음 땡이라는 극한 굳음까지 가는 것을 경험하게 됩니다.

시간을, 스위치로 불을 껐다 켰다 하듯이 영어로 on과 off를 사용해 표현합니다. 즉, on 시간은 약 효과가 있는 시간을 의미하고, off 시간은 약 효과가 없는 시간을 의미합니다.

이 극한 상황으로 가기 전에 자나 깨나 도파민 보충을 어떻게 해줄까? 피를 원활하게 막힘없이 잘하게 해줄까를 고민하고 실천하는 것이 파킨슨병 관리에 도움이 많이 되고 있습니다.

◆ 심장의 펌핑 능력을 키우려면

꾸준한 운동을 하되, 숨이 약간 헐떡거릴 때까지 해야 합니다. 약간 헐떡거림이 있어야 심장 펌핑이 가능하니까요.

◆ 깜짝깜짝 놀라는 심장병 카테고리

이제부터는 뇌와 심장의 관계로 치병을 시작합니다.

심장이 편안해지면 뇌가 더 편안합니다. 심장이 편안하여 뇌가 편안하다는 것은 결국 뇌파가 안정된다는 말입니다.

뇌파가 안정되어 편안하게 되면 각종 신경이 원활하게 무리 없는 흐름이 아주 순환이 잘 되게 됩니다.

여러 가지 막혔던 부분이 알아서 잘 뚫리게 되고 풀어지게 되고 결국은 회복되는 것이고 치유 시작이 됩니다.

그러나 심장과 뇌가 불협화음이 생겨버리면 결국 부부가 집에서 티격태격 싸움만 하면서 불안에 떨고 있는 아이들에게 '착하게 살아라 정직하게 살아라' 하는 경우나 마찬가지 형상이 되어 자녀에게 부모로서 하는 말이 통하지 않게 됩니다.

이렇듯 심장과 뇌가 공조가 안 되면 몸도 신경 명령 전달이 통하지 않게 되어 몸의 어기저기가 다 망가지게 됩니다.

기혈 순환이 원활하지 못하게 되면 자율신경 중에 교감 신경이나 부교감 신경이 조화롭지 못하게 리듬이 깨져버려 어떤 부분은 항진만을 하고 어떤 부분은 브레이크만 세게 밟아버리면서 협동이 정상적으로 원활한 협조가 안 되어 결국은 건강이 깨지게 됩니다.

우리 몸은 한군데가 망가지어 그곳만을 치료하면 다시 제2의 제3의 증상이 나오게 되어, 특히 만성 질환은 치료가 더욱 어려워지게 됩니다. 우리 몸 장기들의 공조가 일어나고 순환이 잘 되게 또 거기에 대해서 부드럽게 서로 돕는 쪽으로 연결이 되도록 한다면 몸은 좋아지게 되어 있어서 그 포인트를 잘 찾아서 결합하고 또 공조하게 같이 뛸 수 있게끔 같이 윈윈 할 수 있게끔 만드는 게 치유의 시작이고 또 회복의 시작이 되리라 생각됩니다.

사혈 부항

① 장기나 피부의 모세혈관에 쌓여서 피 흐름을 차단한다.
② 각종 노폐물과 적혈구 백혈구 미생물의 시체들이 모여 있다.
③ 진하고 어둡고 질기다. 솜에 흡수되지 않는다. 때로는 부패되었다.
④ 하늘의 크고 작은 구름 덩어리처럼 인체의 곳곳에 무더기로 모여 있다.

저는 사혈 부항으로 외국 여행 때 오도 가도 못하고 치료할 곳을 못 찾을 때 너무 크게 도움을 받았습니다. 적혈구가 모세혈관에 들어가 싣고 다니는 산소를 풀어놓아야 건강한 피가 될 텐데 어혈이 모세혈관을 막고 있으면, 이도 저도 못 하고 도리어 건강하자고 흡입한 산소가 남아 활성 산소가 되어 버립니다. 이런 어혈은 생기지 않도록 해야 하지만 이왕 생긴 어혈(피떡)은 제거하는 것이 맞다 생각합니다. 직접적이고 적극적인 방법으로 저는 사혈 부항을 하고 있습니다.

그렇다면 어느 곳에 사혈 부항을 해야 할까요? 통증도 여러 종류가 있지만 콕콕 쑤시듯 아픈 염증이 있는 통증 부위에는 필연 어혈이 나옵니다. 그러나 잦은 사혈 부항은 옳지 못하다고 생각합니다. 썩어도 내 피, 생생해도 내 피. 어지간한 어혈로 인한 통증은 음식 조심과 운동으로 이겨내시는 것이 바람직하다고 생각합니다.

광양자 치료(포톤 테라피, Photon Therapy)

광양자 치료(포톤 테라피)

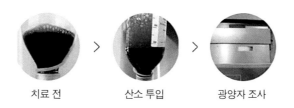

치료 전 > 산소 투입 > 광양자 조사

노폐물이 있는 '나쁜 피'를 깨끗하게 정화해서 다시 넣어주는 '포톤 테라피(Photon Therapy, 광 해독 치료)'는 동맥경화, 당뇨합병증, 뇌졸중, 치매, 골 관절염, 말초혈관질환, 면역질환 등 거의 모든 병을 예방하고 치료할 수 있는데, 1940년대 독일에서 시작된 이 요법은 육류 위주 식단으로 고지혈증 환자가 많은 미국이나 유럽에서 이미 수십 년 전부터 해독요법으로 사용해 왔고, 2006년쯤 국내에 도입되었습니다.

50~100cc 정도의 피를 정맥에서 빼내서 특정한 파장에서 나오는 빛 입자인 '광양자(자외선 C)'로 살균하고, 산소를 넣어 다시 정맥으로 넣어주는 방식입니다.

광양자 에너지가 혈액 내 적혈구와 백혈구의 표면에 있던 노폐물을 제거

해서 피를 깨끗하고 맑게 해 주며 이것 때문에 뇌졸중이나 심장병 같은 순환기 질환과 각종 성인병이 예방되고 각종 감염질환, 면역질환, 알레르기질환, 황반변성, 간염까지 예방하고 치료한다는 연구 결과들이 많습니다.

미국 옴니 메디컬센터 로버트 제이 로웬 박사가 1996년 발표한 논문에 따르면 이 포톤 테라피는 초기나 중기 면역질환자에게는 98~100%, 말기 환자에게는 50%의 치료 효과가 있습니다. 한 재벌가 회장이 독일에서 이 치료를 받은 이후 안티에이징 효과가 있다고 알려지기도 했지만, 몇 차례 시술로 동안 효과를 볼 수는 없으며 이 치료를 마치 모든 질병을 극적으로 치료할 수 있는 만병통치의 개념으로 보기는 어렵습니다.

국내에서는 닥터유 내과/기능의학센터에서 UBI 혈액 정화(유포톤, 광양자 치료) 방식을 도입하여, 의학의 근간을 이루는 내과학에 기능 의학을 접목하여 개인별 맞춤 건강 솔루션을 제공한다고 합니다.

혈액 정화 치료는 우리 몸의 낡은 자가 혈액을 채혈하여 의료용 빛을 투과하고 산소를 투여하여 깨끗해진 혈액을 우리 몸에 다시 수혈하는 치료로 아래와 같은 효능이 있다고 합니다.

첫째, 혈액의 산소 결합력과 장기로 가는 산소 운반력을 높일 수 있습니다. **둘째,** 천연 항생제이자 항바이러스제 역할을 하고 **셋째,** 간 해독과 독소 해독에 탁월한 효과가 있습니다. **넷째,** 만성피로의 주범인 부신 피로에 도움이 됩니다. **다섯째,** 면역력을 증진할 수 있으며, 마지막으로 혈액 정화 치료는 혈액순환을 강화하여 체내 회복력을 올려주고 다른 치료의 효능을 증가시킵니다.

혈액질환이 있거나 광 알레르기, 급성심근경색, 알레르기가 있는 사람들은 이 치료를 받는 것이 위험하고, 몸 상태가 안 좋거나 술을 자주 마신 사람은 치료 중에 통증과 피로감, 어지러움을 느낄 수 있으므로 주의해야 합니다.

사혈 부항을 하였을 때 유난히 어혈 덩어리가 많이 나오는 분들이 계십니다. 저의 경험상 종아리가 굳고 막혀 피가 위로 잘 뿜어 올리지 못할 때 많이 생기는 것으로 알고 있습니다.

종아리 풀기가 그만큼 중요합니다. 저는 집에서 멀리 떠날 때는 무조건 사혈 부항기를 가지고 다니는데 갑자기 안 보이던 증세가 발병할 때 응급조치로 사혈 부항의 덕을 여러 번 보았습니다.

저는 무서워 내 팔뚝 주사 맞는 것도 못 보는데 제가 스스로 사혈 부항은 합니다. 잘만 이용하면 상당한 도움을 받습니다. 위험한 의료행위를 비전문가 책에 쓰여 있다고 너무 걱정 안 해도 되지 않을까 합니다. 단지 저의 경험상 치병에 도움을 받고 있습니다.

포톤 테라피

포톤 테라피와 혈액 조사 치료

포톤 테라피는 일반적으로 피부 상태, 통증 관리, 상처 치유 등을 치료하기 위해 빛을 사용하는 것을 말합니다. 그러나 피를 정화하고 다시 주입하여 다양한 질병을 치료하는 개념은 **자외선 혈액 조사(Ultraviolet Blood Irradiation, UBI)**와 더 관련이 있습니다. UBI는 1920년대와 1930년대 미국에서 개발되었으며, 이후 독일과 러시아에서 사용되었습니다.

역사적 배경과 적용

UBI는 혈액을 자외선에 노출해 박테리아와 바이러스를 죽이고 면역체계를 자극하는 것을 목적으로 합니다. 1930년대와 1940년대 초기 연구에서는 패혈증, 폐렴, 결핵 및 일부 만성 질환을 치료하는 데 사용되었습니다. 그러나 항생제와 백신의 등장으로 주류 의학에서 사용이 감소했습니다. 오늘날 UBI는 대체의학의 일종으로 간주되며, 현대 임상 환경에서는 충분한 과학적 검증이 부족해 논란이 되고 있습니다.

현대적 관점과 효능

UBI는 포토페레시스 과정을 통해 T-세포 림프종 치료에 일부 활용되고 있지만, 동맥경화, 당뇨 합병증, 뇌졸중, 치매, 관절염 등의 다양한 질병에 대해 널리 사용되지는 않습니다. 다양한 질병에 대한 예방 및 치료 효과를 주장하지만, 충분한 임상 증거로 뒷받침되지는 않고 있습니다. 미국 식품의약국(FDA)은 포토페레시스를 특정 용도로만 승인하였으며, 다른 적용은 여전히 실험 단계에 있습니다.

요약

포톤 테라피 또는 UBI가 혈액을 정화하고 거의 모든 질병을 치료하거나 예방할 수 있다는 주장은 현재 과학 연구에 의해 뒷받침되지 않습니다. UBI는 역사적 뿌리와 일부 틈새 적용을 하고 있지만, 주장된 질병들에 대한 보편적인 방법으로 받아들여지거나 입증되지 않았습니다. 이러한 치료법은 신중하게 접근해야 하며, 건강 관리를 위해서는 증거 기반의 의학적 관행을 따르는 것이 중요합니다.

비운동 증상 치료

호흡을 못 하는 사람이 허리가 아프다

허리뼈 1~4번 부위에 붙는 횡격막, 낱개로 분리된 척추에는 혈관이 존재하지 않기 때문에 척추에 산소가 통하지 않으면 통증 유발됩니다. 앉았다 일어났다 반복하는 운동이 도움이 됩니다. 이렇게 하면 평소 느끼는 통증 대부분을 해결할 수 있습니다.

장요근(허리통증)

• 장요근은 척추와 골반, 허벅지를 잇는 큰 근육으로 몸의 균형을 잡습니다.

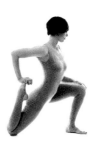

파킨슨병 허리통증의 여러 가지 원인 중 허리를 숙이는 자세가 지속될 때 생기는 장요근이 짧아진 것은 근

육이 과하게 긴장한 것으로 장요근이 과긴장을 한 것입니다. 장요근은 흉추 끝부터 대퇴골 안쪽까지 이어진 근육으로 소장, 대장보다 안쪽에 있습니다.

장요근은 고관절을 구부리고 다리를 움직이는 모든 동작에 관여하는 주 근육인데, 오래 앉아 있으면 몸의 깊은 곳에도 변화가 일어납니다. '장요근'이 짧아지는 것이 그 증상입니다.

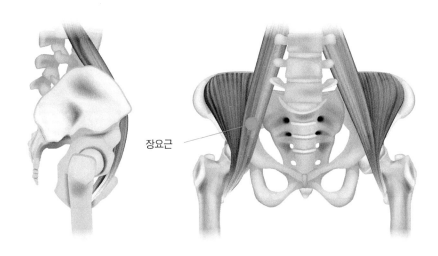

장요근

- 장요근은 척추와 골반, 허벅지를 잇는 큰 근육으로 몸의 균형을 잡고 안정적인 자세를 만드는 데 중요한 역할을 합니다.
- 장요근이 짧아지면 척추와 고관절이 끌어 당겨져 허리가 구부정해지고 요통이 심해집니다.
- 장요근은 드러나는 근육이 아니라 몸 안 깊숙이 자리하기 때문에 관리하는 데 소홀할 수 있습니다. 나이가 들어도 쇠퇴한 복근과 배근을 대신해 장요근은 몸을 지탱해 주므로 허리가 꼿꼿하게 걸어 다닐 수 있습니다.

또 상체와 하체를 연결하는 근육으로 고관절을 구부리고 다리를 움직이게 하는 역할을 합니다.

장요근이 짧아지면 우리 몸은 바르게 서지 못합니다. 허리 관련 질환이 자주 생길 것입니다.

좌우 장요근의 긴장도가 다를 때 우리 몸은 걸을 때 균형이 안 맞을 수 있습니다. 장요근의 균형이 안 맞는 상태로 운동을 하면 증상이 악화합니다. 장요근의 균형이 맞지 않아 발생한 허리통증은 방치하는 경우가 많습니다.

장요근 마사지

배꼽과 골반의 튀어나온 부분을 잇는 중간지점을 바깥에서 안쪽으로 손을 밀어 장요근을 자극합니다.

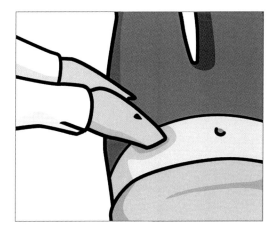

너무 세게 누르거나 장기를 심하게 압박하지
않도록 주의합니다.

파킨슨병의 비운동 증상 치료

복합적 질환인 파킨슨병

외형적 비운동 증상과 치료

내적 비운동 증상과 치료

기타, 비운동 증상의 치료

인체의 전기 파동 치료

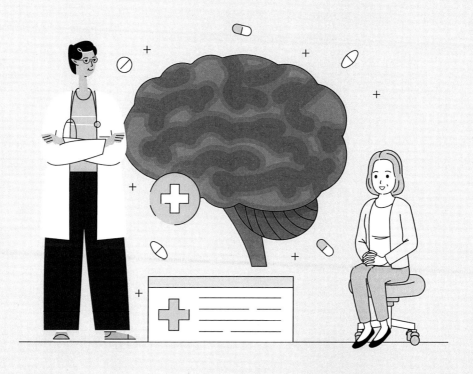

복합적 질환인 파킨슨병

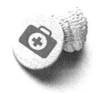

파킨슨병의 치병은 운동 증상과 비운동 증상으로 구분합니다. 운동 증상은 주로 약과 운동으로 다스리는 것이며, 전문적으로 잘 정리되어 있어 파킨슨 환자들이 많은 도움을 받고 있습니다. 그러나 사각지대인 비운동 증상 부분은 대체 치료법으로 다스리는 것이 좋을 듯합니다. 파킨슨증후군은 약도 없고 제대로 치료법이 없다고 말합니다. 우리가 소위 말하는 특발성 파킨슨(보통 파킨슨으로 불리는)은 비운동 증상 부분에서 파킨슨증후군과 별반 다를 바 없이 대책 없이 소외되고 있습니다.

현재 우리나라의 파킨슨병 치료는 마치 응급실의 치료처럼 행해지고 있습니다. 소화가 안 되면 소화제를, 잠을 못 자면 수면제를, 변을 잘 못 보면 변비약을 처방하거나 관장을 하지요. 그와 같이 일반 병들과 같은 방식으로 파킨슨 환자들에게 일시적 처방을 한다는 것이 과연 옳은 것일까요? 표면적 증상은 일반 환자와 같을지라도, 증상의 실제 원인이 비운동 증상인 퇴행성 뇌 질환이 그 원인이라면, 파킨슨 증상으로 다루어야 하지 않을까요?

파킨슨병을 제대로 이해하려면, 머리에서부터 발끝까지 피부에서 소화기 장기까지 다양한 증상이 나타나는 질환으로 이해해야 합니다. 그래서 우리가 흔히 알고 비운동 증상으로 치매, 우울증, 수면장애, 배뇨장애, 변비 등 파킨슨병은 환자마다 다르게 복합적인 증상으로 나타나는 질환입니다.

특히나 사물이 두 개로 보이는 복시 현상이 환자들에게 많이 발생할 수도 있습니다. 잠을 잘 때에는 수면장애 증상으로 잠꼬대와 같은 심각한 행동 장애를 일으키고, 그다음에 성격 자체에 자제력이 떨어지기도 합니다. 그렇게 되면 자제력을 잃으면서 충동적인 행동이 나타나고 난폭해지는 경향이 있습니다. 낮에는 원하지 않는 충동적인 행동들이 자제력을 잃으면서 낮과 밤이 다른 인격이 존재하는 것 같은 현상이 종종 발생하는 게 파킨슨병입니다.

중뇌의 도파민을 다루는 신약도 중요하지만, 비운동 증상은 운동 증상보다 10년 앞서서 나타나기 때문에 매우 중요합니다. 이 시기에 발견하면 치료 효과가 매우 좋을 듯합니다. 필자가 지금도 아쉬운 것은 확진 오래전부터 있던 극심한 피로감, 무기력 이런 증상이 시작될 때부터 적극적으로 대처했더라면, 아마도 파킨슨 확진까지 받지는 않았을 것이라는 생각이 듭니다.

대부분의 비운동 증상은 도파민에 반응하지 않기에 전조증상부터 치료를 시작하는 치료의 새로운 장이 열릴 때, 비로소 파킨슨병 환자들이 제대로 병을 치료받는 순간이 될 것입니다.

이 심각한 비운동 증상 부분의 치료를 위하여 대체 치료법은 반드시 약과 운동을 병행해야 합니다. 어느 하나 소홀히 할 부분이 없습니다. 그렇다면 대체 치료법은 어떻게 해 보나? 이 또한 운동이나 약처럼 체계가 있어야 합니다. 대체 치료법은 잘 자기 잘 먹기 잘 배설하기를 치료의 중심으로 합니다. 그리하여 잃어버리고 망가졌던 복원을 위하여 나의 생체시계를 복원시켜야 합니다. 이것은 누가 알려줬다기보다 제가 십 년이 넘도록 병든 내 몸통이 나의 임상 대상이었으며, 나를 가지고 고민하며 깨달아 알게 된 부분들을 가지고 파킨슨병의 병리학적 이론과 실질적 치료에 있어 차이 나는 부분들을 기록으로 남기려 합니다.

파킨슨병의 운동 증상과 비운동 증상의 한계와 구별

우리는 파킨슨병의 운동 증상과 비운동 증상의 한계를 구별 못 하는 경우가 많습니다. 막연히 움직이는 또는 보이는 것은 운동 증상이고 움직이지 않고 눈에 보이지 않는 것은 비운동 증상으로 생각하는 면이 많습니다. 그러므로 정확한 경계 구분을 해야 할 것 같습니다. 외국에서는 이미 비운동 증상에 대한 과학적 설문지가 있고 통계까지 가지고 있지만 아직 정확한 발표는 안 하고 있습니다. 아직은 운동 증상과 비운동 증상, 내적 비운동 증상, 외적 비운동 증상, 또 어느 곳에도 속하지 않는 기타 비운동 증상의 구별이 뚜렷이 되고 있지 않는 실정입니다.

외형적 비운동 증상과 치료

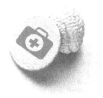

파킨슨병의 작은 글씨

파킨슨병을 앓고 있는 사람은 글씨를 작게 쓰는 분들이 있습니다. 이것에 대해 흥미로운 점은 환자들이 그것을 완전히 알고 있다는 것입니다. 또한, 글씨 쓰기가 느려지는데 이는 두 가지 일을 동시에 하기 어려워서 크게 쓰기에 몰두하면 정확히 무엇을 쓰고 싶은지 생각하기 어렵고 무엇을 쓸까? 생각하면 쓰기가 어렵기 때문입니다.

※ 처치 방법
작은 글씨체는 글씨 크기가 아주 작다고 생각하면 보통 크기로 쓸 수 있다 합니다. 그냥 누군가에게 쪽지나 자신에게 메시지를 쓰고 아무 생각도 하지 않는다~ 생각하면서 글씨를 써보시기 바랍니다.

가위눌림 해소법

가위눌림을 겪어 본 사람은 그 비몽사몽간의 고통에 공감할 것입니다. 가위에 눌렸을 때 의식은 살아있는 것 같은데, 소리부터 시작, 온몸을 까닥할 수 없는 상황에서 하나를 발견합니다. 그것은 바로 호흡입니다. 유일하게 스스로 조율할 수 있는 것은 호흡뿐입니다. 호흡을 딱 멈추는 순간, 즉시 깨어나게 되었습니다. 기억해 두셨다가 급하실 때 해 보세요.

근근막 통증

파킨슨 환자들의 통증 중 병원 내과 진료로는 나오지 않아 간과하기 쉬운 통증의 원인 중, 또 한 가지가 있습니다. 그런데 그 원인을 모른 채 통증을 고스란히 겪으시는 분들이 많으시길래 이 글을 올립니다.

근육은 적절한 수축과 이완으로 근육 자체의 기능을 유지하고 있습니다. 하지만 잘못된 자세가 장시간 이어질 때 근육을 과도한 긴장 상태로 만들게 됩니다. 근육들이 긴장하거나 손상이 된다면 탄력성을 잃어 수축이 되고, 딱딱한 띠처럼 느껴지게 되는 통증 유발점(자극에 과민하게 통증을 느끼는 곳)이 생기게 됩니다. 그 유발점을 자극하거나 누르면 아파서 놀라고 통증으로 인하여 운동 제한이 있으며 통증 유발점을 누르면, 엉뚱한 곳에서 통증이 나타나기도 합니다.

증상이 심하지 않는다면 잘못된 자세나 생활 습관 교정으로 완화 효과를 얻을 수 있습니다. 찜질이나 마사지, 근육 이완 스트레칭이나 근육 강화 운동도 도움이 되며, 스트레스 관리도 필요합니다.

이러한 기본적인 치료로 통증이 잘 조절되지 않는다면, 근이완제 등 경구 약물 복용이나 물리치료, 도수치료 등을 고려할 수 있습니다. 통증 클리닉에 문의해 보심도 좋을 듯합니다.

※ 트리거 포인트 trigger point : 통증 유발점
근육을 만졌을 때 돌덩이처럼 딱딱하게 뭉친 부분, 근육 내 긴장되고 팽팽해진 근섬유띠 내의 통증점을 말합니다. 통증의 원인이 근육에 있지 않다면 마사지는 직접적인 효과가 없을 수 있지만 한번 해 보셨으면 합니다. 그 통증 유발점이 풀릴 때 몸이 한층 가벼워짐을 맛보았습니다.

셀프 마사지

셀프 마사지의 가장 큰 장점은 '내가 아픈 부위는 내가 가장 잘 알고 있다.'는 것입니다. 따라서 적절한 강도와 위치로 원하는 만큼 무료 마사지를 할 수가 있는 것이지요. 트리거 포인트의 통점은 많은 정보가 있으니 찾아보셨으면 합니다. 트리거 포인트 마사지는 통증 자체를 완화 시키는 데 탁월한 도움이 됩니다. 추가로 알아야 하는 것은 통증에 대한 노력입니다. 아픔을 적당히 느끼면서 인정해야 한다는 것과 최종적으로 통증을 유발하는 자신의 버릇이나 자세를 교정해야 한다는 점은 잊지 말아야 합니다.

하지불안증후군

하지불안증후군은 흔한 수면장애이지만 이 증상으로 병원을 찾는 환자는 매우 적다고 합니다. 대부분 환자가 디스크나 하지정맥류로 오인하거나

일시적인 증상으로 생각하고 참고 견디고 있기 때문입니다. 그러므로 하지불안증후군을 정확하게 아실 필요가 있습니다. 하지불안증후군은 신경전달물질 도파민이 부족해지면 생기는 다리 저림 현상으로 다리 혈관 수축에 영향을 주고 혈액순환 장애가 생기게 됩니다. 이럴 때 우

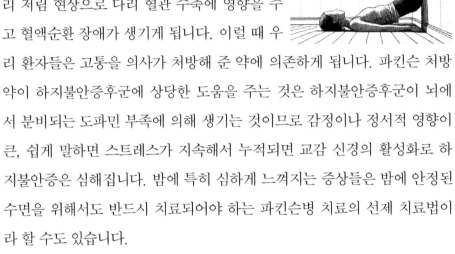

리 환자들은 고통을 의사가 처방해 준 약에 의존하게 됩니다. 파킨슨 처방약이 하지불안증후군에 상당한 도움을 주는 것은 하지불안증후군이 뇌에서 분비되는 도파민 부족에 의해 생기는 것이므로 감정이나 정서적 영향이 큰, 쉽게 말하면 스트레스가 지속해서 누적되면 교감 신경의 활성화로 하지불안증은 심해집니다. 밤에 특히 심하게 느껴지는 증상들은 밤에 안정된 수면을 위해서도 반드시 치료되어야 하는 파킨슨병 치료의 선제 치료법이라 할 수도 있습니다.

어깨 및 목 굳음 증상

어깨나 목이 굳어옴으로 해서 많은 행동의 제약을 받게 됩니다. 그리고 같이 각 경추에 따라 다양한 질환을 동반할 수 있으므로, 목이 더 이상 굳지 않도록 최선을 다해야 합니다.

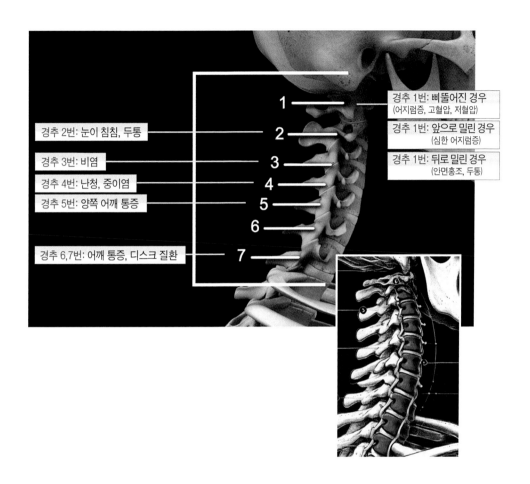

경추 1번: 삐뚤어진 경우
(어지럼증, 고혈압, 저혈압)

경추 1번: 앞으로 밀린 경우
(심한 어지럼증)

경추 1번: 뒤로 밀린 경우
(안면홍조, 두통)

경추 2번: 눈이 침침, 두통

경추 3번: 비염

경추 4번: 난청, 중이염

경추 5번: 양쪽 어깨 통증

경추 6,7번: 어깨 통증, 디스크 질환

시력 문제

파킨슨 환자의 시각 문제

이는 아주 중요한 것으로 중요성에서 밀려나고 있음을 아시고 있으셔야
합니다. 파킨슨병 환자는 일상생활에 지장을 초래할 수 있을 만큼 심각한

시력 장애가 나타날 수 있다는 연구 결과가 있습니다. 파킨슨병 환자는 입체적으로 볼 수 있는 기능과 눈이 빛의 조절에 신속히 적응하지 못하거나 눈의 초점이 잘 안 맞아 사물이 흐리게 보이는 것과 같은 시력 장애가 발생합니다. 시력 문제 때문에 일상생활에 불편을 느끼는 경우도 발생할 수 있는데, 파킨슨병 환자는 시력 장애가 파킨슨병 본래의 증상인 몸의 불안정한 자세와 불안한 걸음걸이와 겹치면 낙상과 그로 인한 부상 위험이 커질 수밖에 없을 것이라고 연구팀은 우려합니다. 그런데도 파킨슨병 환자나 신경과 의사 선생님들도 중요함을 지적하지 않고 모두가 외면하는 문제입니다. 아직 노안이나 시력을 좋게 하는 치료법은 파킨슨병처럼 조심하는 수밖에 근본적 치료법은 없다고 합니다.

> **❝ 추천 치료법**
> ---
> ① 안경이나 렌즈를 착용한다.
> ② 몸을 너무 피로하지 않게 한다.
> ③ 근거리를 오래 보지 않는다.
> ④ 눈알 돌리기로 눈알을 잡고 있는 근육 운동을 한다.

흔히들 하는 방법으로 눈동자를 꾹꾹 누르는 것은 각막을 확장 시킬 수 있어 안과 의사 선생님들은 권하지 않습니다. 파킨슨병 환자가 이러한 시력 장애를 겪는 것은 망막의 도파민 결핍과 뇌 시각피질(visual cortex)의 도파민성 신경분포(dopaminergic innervation) 감소와 연관이 있다[9]고 연구팀은 설명합니다.

※ 환자로서의 경험 경과
시력이 나빠짐 ⇒ 복시도 나타남 ⇒ 눈꺼풀이 내려앉음 (간과되고 있다면 관심을 가지셔야만 합니다.)

※ 처치 방법
① 일하는 중간에 먼 곳을 쳐다보면서 멍~ 때리기(뇌와 눈의 흐릿함이 맑아집니다). 눈을 과도히 쓰지 말고 중간중간 쉬어서 눈의 조절 근육을 쉬게 해주어야 합니다.
② 문제 있는 눈의 아래 해골 뼈 모퉁이(동그라미 친 부위)가 톡 불거져 나와 있는 것이 잡히신다면 수시로 마사지와 더운 찜질을 하시면 시야가 훤해지는 것을 느껴보실 수 있습니다.

얇아지는 망막, 파킨슨병 조기 경고

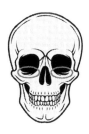

파킨슨병 발병 초기 단계에 있는 사람은 망막이 얇아지는 것으로 나타났습니다. 이에 따라 조기 진단이 매우 어려운 질환인 파킨슨병을 눈 검사를 통해 진단할 가능성이 열렸습니다.

서울시 보라매병원 신경과 연구팀은 2년 전에 파킨슨병 조기 진단을 받았지만, 아직 치료를 시작하지 않은 49명을 대상으로 연구를 진행했습니

---

9 네덜란드 라드바우드(Radboud) 대학 메디컬센터 뇌·인지·행동연구소의 신경과 전문의 카를린 보름 박사 연구팀의 연구 결과를 참조하였습니다.

다. 이들의 평균 나이는 69세였습니다.

연구팀은 눈 검사를 시행하고 고해상도 눈 스캔으로 망막 5개 층의 영상을 촬영했습니다. 또 뇌 스캔으로 뇌에서 도파민을 생산하는 세포의 밀도를 측정했습니다. 연구 결과, 동년배의 건강한 사람들과 비교했을 때 연구 참가자들의 망막이 현저하게 얇아진 것으로 나타났습니다. 참가자들은 망막 가장 안쪽 층의 평균 두께가 35마이크로미터인데 비해 건강한 사람들은 37마이크로미터였습니다.

또 망막의 얇아짐은 도파민을 생산하는 뇌세포의 손실과 파킨슨병 환자의 중증도와 일치했는데, 특히 가장 망막이 얇은 사람은 행동 장애가 가장 심했습니다.

파킨슨병은 도파민 신경세포의 손실로 인해 발생하는 신경계의 만성 진행성 퇴행성 질환입니다. 파킨슨병은 원인이 확실하게 밝혀지지 않았는데 환자들에게서는 서동증(운동 느림), 안정 시 떨림, 근육 강직, 자세 불안정 등의 증상이 발생합니다.

파킨슨병은 아주 서서히 시작되어 조금씩 진행되기 때문에 언제부터 병이 시작됐는지 정확하게 알기 어렵습니다. 망막은 안구의 가장 안쪽을 덮고 있는 신경 조직으로 빛에 대한 정보를 전기적 정보로 전환하여 뇌로 전달하는 역할을 합니다. 망막에 있는 도파민 신경세포의 손실은 눈의 기능을 떨어뜨립니다.

연구팀의 신경과 전문의 이지영 박사에 의하면, 이번 연구는 망막의 얇아짐과 도파민을 생산하는 뇌세포 손실과의 연관성을 처음으로 밝혀낸 것이고, 망막이 얇아지면 얇아질수록 파킨슨병도 더 심해지는 것으로 밝혀졌다고 했습니다.

이 연구는 신경과 의사들이 단순한 눈 스캔만으로도 파킨슨병을 초기 단게에서 진단할 수 있는 가능성을 열어 주었습니다.

발가락 뒤집힘 증상

발가락이 뒤집히는 것을 통증 클리닉에서는 근육이 뭉쳐서 그렇다고 하면서 전침(電鍼)과 근이완제를 주사하여 많이 좋아졌다고 합니다. 문제는 증상이 좋아지는 것과 병의 치료가 항상 일치하는 것은 아니라는 데에 있습니다.

발가락이 뒤집히는 증상은 파킨슨병 환자의 경우, 근이완제를 장기간 복용하여 생기는 특수 증상입니다. 근이완제는 단기간은 사용할 수는 있으나, 파킨슨병과 같이 평생 약을 먹어야 하는 경우엔 피해야 할 약품 중의 하나입니다. 통증을 견디기 어려울 때는 진통제 대용으로 가끔은 사용할 수 있습니다. 양약은 성분표시가 분명하기에 무슨 약인지를 알 수 있습니다. 한약은 증상에 따른 효능의 설명 외엔 아무것도 없어서 근이완제인지 아닌지를 알 수가 없습니다.

근이완제를 장복하면 나중에는 근무력증이 와서 전혀 스스로는 행동을 할 수 없게 되거나 호흡을 담당하는 근육의 약화로 응급상태로 갈 수도 있습니다. 근이완제는 반드시 의사의 처방에 따라 하시기를 바랍니다.

얼굴 비대칭 증상

파킨슨병은 우리 몸의 움직임 조절 능력이 점점 떨어지는 증상입니다. 얼굴도 마찬가지입니다. 어느 날 갑자기 얼굴 좌우가 비대칭처럼 보이고. 가만히 있어도 화가 난 것처럼 보인다면, 파킨슨병의 초기 증상일 수 있습니다. 앞으로, 전체로 번지게 될 신체 변이의 전조 탑 얼굴 비대칭을 소홀히 하시면 안 됩니다.

치아 관리해 보실래요?

파킨슨병은 주로 한쪽으로 오다 보니 좌우대칭이 무너지고 앞으로 구부러진 체형의 변화가 옵니다. 우리는 체형의 조금씩 망가짐을 잘 알아차리지 못하고 그다지 생활의 불편함이 없어 지나가다 어느 시점에 좌우대칭이 망가짐을 알게 됩니다. 이런 좌우대칭을 가장 먼저 알려 주는 곳이 얼굴입니다. 알아차리지 못하는 사이 비대칭은 한시도 가만히 있지 않는 치아에서 먼저 나타납니다. 멸균 장갑(일회용 비닐장갑 대용 가능)을 끼고 치아를 하나하나 누르면서 잇몸이 평형인가를 잘 살피고, 잇몸이 어느 한쪽으로 기울어져 있거나 앞으로 돌출되었다면, 솟은 쪽과 돌출된 곳은 치아를 더 꾹꾹 눌러주시고 가라앉은 쪽은 턱을 위로 올려주며 대칭이 되도록 합니다. 장시간의 인내가 필요합니다.

안면 비대칭은 흔히 턱관절과 목뼈의 불균형을 동반합니다. 허리뼈나 골반의 비대칭 다리 길이의 차이나 족부의 불균형까지 고려해야 하는 경우가 있습니다. 따라서 안면 비대칭이 나타난 경우는 전신적으로 다양한 증상이 나타날 수 있습니다. 턱관절의 통증이나 입을 벌리고 닫을 때 소리가 나는 증상, 입을 벌리기 힘든 증상, 턱관절 관련 증상들이 나타나고, 두통, 이명, 어지러움, 안구 불편감, 안구건조증, 어깨, 목, 허리 골반 통증이 있을 때는 안면 비대칭을 의심해야 합니다.

'욱' 하는 성질

환자들끼리 흔히 하는 말이 있습니다. 예전에는 이렇게 욱하지는 않았는데 많이 변했다고 스스로 말하는 것을 심심치 않게 보게 되는 겁니다. 혹시 평소 '욱~' 하면 참지 못하고 벌컥 화를 내시는 때가 있으십니까? 혹은 자신이나 타인에게 해로울 것이 명백한 데도 꼭 하고 싶다는 강한 욕구를 느끼고 실제 행동으로 옮긴 적이 있으십니까? '다음부턴 꾹, 참아야지' 하고 마음을 먹었다가도 단순히 '다혈질'이라고만 생각하기에는 어려운 경우입니다.

미국 메이요 클리닉의 통계 자료에 따르면, 파킨슨병 치료에 사용되는 도파민 호르몬제 같은 약물의 부작용으로 파킨슨병 환자는 충동조절장애가 나타날 위험이 그렇지 않은 환자보다 22%나 높고, 이 같은 부작용 위험은 복용량이 많아질수록 더욱 커지는 것으로 나타났습니다.

이를 극복하려면 가장 중요한 것은 스스로 스트레스와 화를 털어내고자 하는 환자 자신의 노력입니다. 오랜 기간 투병하시는 환우분들은 참고로 알아 두실 필요가 있으신 것 같아 올립니다.

내적 비운동 증상과 치료

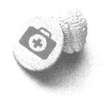

파킨슨 환자의 목가래

일반적으로 파킨슨 환자 중기 이후의 분들에게서는 허스키한 목소리, 목의 이물감, 그리고 묽은 가래가 발생합니다. 병원에서는 파킨슨의 한 증상이라 하고, 그래도 불편함을 말하면 이비인후과 또는 호흡기 내과로 가서 기관지 검사를 하라고 안내하는데, 거의 문제없음으로 진단하고, 항생제를 처방합니다. 대개는 별 방법 없이 불편함을 그저 그런 것이려니 하고 지냅니다.

항생제는 일시적으로 가래 문제를 해결할 수 있지만, 그때뿐입니다. 제 경험상으로는 마른 기관지를 더 말려 버리는 것 같았습니다. 계속되는 목의 이물감과 껄끄러움을 파킨슨 증상이라고만 보고 있을 수는 없었습니다. 정보를 찾던 중 아주 조그만 귀퉁이 글을 하나 발견하였습니다.

"파킨슨의 교감 신경의 항진은 기관지를 말린다.

그래서 가래가 생기는데 이는 세균성이 아니므로 묽다."

그야말로 〈유레카~~〉였습니다.

원인을 알았으니 나름의 대책이 필요했습니다.

특히 자고 일어날 때 이런 분이 계신다면 기관지 점막이 건조해지는 것을 막아주고 염증반응을 차단해 주는 방법으로 입에 테이프를 붙이고 주무셔 보십시오. 입을 안 벌리고 자는 것 같지만 대개는 입을 벌리고 입으로 숨을 쉬고 주무십니다. 입을 꽉 다물어 입으로 숨을 못 쉬게 해 보십시오.

가장 근접한 방법이라 생각합니다.

위의 글들은 의학적인 정의는 인용하였지만, 나머지는 제 개인적으로 알고 있는 경험에서 나온 글입니다. 과학적 증명이 된 것은 아니지만, 제가 스스로 찾은 치병법 중 하나입니다. 입에 테이프는 아무거나 붙이면 뗄 때 상당히 아픕니다. 〈실크 테이프〉를 구매하여 붙여 보시면 뗄 때도 수월하고 붙이기도 수월합니다.

기관지염

기관지에 염증이 오는 원인은 여러 가지가 있습니다. 그중 가장 발생 빈도가 높은 원인을 제시하면 다음과 같습니다.

첫째, 바이러스에 의한 감염입니다. 이에 따라 기관지나 폐종에 염증이 생깁니다. 코로나도 인플루엔자 바이러스에 의한 거고, 코안에도 바이러스로 인한 염증이 생깁니다. 아시다시피 염증이 오면 가래가 생깁니다. 이런 거는 정확히 얘기하면 면역력의 문제입니다. 그래서 면역력을 좀 끌어 올리기 위해서는 이렇게 해보세요.

※ 처치 방법

당연히 충분한 휴식을 취하고, 그다음에 잠을 잘 자고, 그다음에 몸을 피곤하지 않게 관리하는 게 중요합니다.

둘째, 알레르기입니다. 주로 알레르기를 유발하는 원인은 자기 몸에 맞지 않아서 발생하는 것입니다만, 상당수는 장에 면역 세포의 70~80%가 있어 장 상태가 안 좋아지면 알레르기가 잘 생기게 됩니다. 장이 좋지 않은데, 소화가 잘 안되는 음식이 장으로 넘어가면, 그때 알레르기가 되는 겁니다. 그래서 우리가 먹는 음식을 잘 관리하는 게 중요합니다. 음식을 먹고 난 후 바로 우리 몸에 알레르기가 생기면 알레르기의 원인을 금방 인지합니다. 그러나 먹은 다음, 보통 3일이나 5일 후에 나타나는 지연성 알레르기는 그 원인을 잘 인지하지 못합니다. 예를 들어 밀가루가 저는 잘 안 맞거든요. 2~4일을 계속 밀을 먹으면 그냥 똑같은 걸 먹는 것 같아요. 그런데 몸에는 미세한 알레르기가 계속 생기고, 기관지 쪽에 증상이 나타납니다. 미세한 염증 때문에 가래가 나타나는 경우가 생기는데, 그때야 밀 때문이란 걸 알게 되지요.

셋째, 화학적인 문제입니다. 기관지를 직접적으로 자극하는 것입니다. 먼지라든가 흡연을 많이 하면 여러 가지 화학적 물질이 기관지를 자극하기 때문에 가래가 많이 생기게 됩니다. 특히 흡연으로 발생하는 폐질환 중 가장 흔한 것은 폐기종과 만성기관지염입니다. 그럼에도 흡연을 계속하게 되면 만성 폐쇄성 폐질환으로 발전합니다. 파킨슨 환자에게 흡연은 신경계에 좋지 않은 영향을 줌과 동시에 몸 안에 염증을 유발하므로 반드시 삼가야 하겠습니다.

파킨슨 환자의 사망 합병증 1위가 흡인성폐렴입니다. 폐렴의 전조증상 중 한 가지인 목에 끼는 가래를 방치하지 마시고, 자가 치료해 보세요. 어느 부위에 가래가 끼는지, 그 원인은 무엇인지를 파악하고, 잘 관리하시면 가래를 충분히 줄일 수 있습니다. 그러면 각 부위에 따른 가래 예방법을 알아보겠습니다.

'가래가 낀다' 할 때, 일반적으로는 그냥 가래라 그러겠지만, ① 인두(맨 위쪽 코 뒤쪽과 입 뒤쪽) 상부 기관지 쪽에 염증과 가래가 끼는 경우, ② 아래쪽으로 내려가면 후두와 기관지(큰 공기가 내려가는 길) 거기에 또 가래가 낄 수가 있습니다. 그리고 ③ 폐에도 가래가 낄 수가 있습니다. 하나씩 살펴봅니다.

먼저, 인두 상부의 가래는 보통 바이러스에 의한 감염이므로 보통 열을 수반하고 기관지의 발적이 되거나, 약간 수분이 마르면서 목이나 상부 기관지가 아픈 경우가 많습니다. 이런 경우는 면역력을 끌어올리게끔 노력하면서 물을 많이 드시면서 필요하면 항생제나 해열제를 같이 드시는 게 중요합니다. 빨리 점막염증을 줄여주어야 가래나 염증 생성이 줄게 됩니다.

다음으로, 목뒤 쪽의 기관지 좀 큰 부위와 후두에 가래가 많이 끼면서 목이 잠기기도 합니다. 이런 가래가 낄 때는 후두를 관리해야 됩니다. 인두나 후두에 문제를 많이 일으키는 경우는 의외로 위, 식도 역류 층에서 많이 나타납니다. 역류성 식도염으로 속이 타오르든지 가슴이 아프든지 이런 것만 생각하는데, 후두에서도 미세하게 역류 되는 경우가 많습니다. 이른바 역류성 후두염입니다. 음식을 먹고 바로 누워있다든가, 탄산을 먹는다든가, 트림하면서 신물이 조금씩 넘어올 때면 지속적으로 후두에 염증을 유발하게 되면서 가래가 낍니다.

이 경우 몇 가지 주의할 사항이 있습니다. ① 과식하지 말고, ② 탄산음료를 줄이고, ③ 바로 눕는 자세를 삼가서야 합니다. 음식을 먹으면 위, 식도

괄약근에서 꽉 조여주어야 하는데, 이들은 모두 횡격막이 조이는 걸 노와숩니다. 따라서 횡격막을 잘 관리하셔야 하고, 소화가 잘되도록 하기 위해선 횡격막호흡인 ④ 복식호흡이 좋습니다. 또 목 앞쪽에 가래가 끼면, 앞쪽 후두부에 설골이 많이 긴장되므로 설골 문을 많이 풀어주고, 그다음에 설골을 약간 아래로 내려주는 게 좋습니다.

참고로 설골을 마사지해 주고 아래로 내려주면서 복식호흡을 같이 하는 형식으로 역류성 식도염을 관리해 주시면, 도움이 됩니다. 후두부에 가래가 많이 끼는 경우는 의외로 역류성 식도염에서 오는 경우가 많기 때문이지요.

마지막으로, 폐 쪽에 가래가 많이 낄 때는 짙은 가래가 올라오기도 하지만, 거품같이 부글부글 이렇게 올라오는 경우도 많습니다. 폐 속에 가래가 많이 있으신 분들은 담배나 미세먼지 등 환경적 요인일 수도 있고, 순간적으로 폐렴일 수도 있습니다. 그러나 기관지나 폐가 좋지 않아 지속적으로 가래 많이 차시는 분들은 지속적으로 호흡기 관리를 해 주셔야 합니다.

> ## 만약, 가래가 끈끈해서 배출이 잘 안된다면?
>
> 가래를 묽게 하는 것이 끈적이는 가래 배출에 도움이 된다고 합니다. 묽게 하기 위해서는 당연히 가습이 좋겠지만, 평상시에 물을 좀 많이 드시는 것도 도움이 됩니다. 또 하나는 가래가 좀 묽어지는 데는 가장 도움 되는 게 가래를 삭이는 약으로도 좀 쓰이는 황이 섞인 아미노산입니다. (양파, 도라지, 배)

※ 처치 방법

폐에 가래가 있는 경우 이렇게 한번 해 보세요. 가장 좋은 게 손바닥을 이용해서 치는 겁니다. 사실 손바닥으로 친다기보다 정확하게는 손에 공기를 모아서 공기로 치는 겁니다. 공기를 가득 담아 치는데, 보통 주로 가래가 많이 있는 폐 쪽이 잘 안 움직입니다. 그러면 잘 안 움직이는 쪽을 두들깁니다.

연하장애 파킨슨병

파킨슨병 환자에서 연하장애[10]는 보행장애만큼 중요한 내용입니다. 그 이유는 연하장애로 인하여 다시 삼키는 능력이 떨어지게 되고, 그 결과 음식이 정상적으로 식도를 통해서 위로 넘어가는 것들이 기도를 통해서 폐로 넘어가게 됩니다. 그렇게 되면 흡입성 폐렴, 질식 또는 그로 인한 패혈증, 효율성이 떨어진 경우는 사망으로 이루어진 경우가 꽤 많습니다.

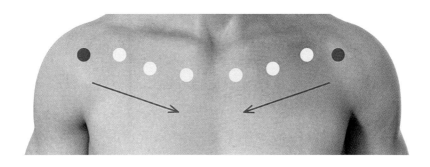

10　인후두의 기계적인 협착, 또는 입술, 혀, 구개 등 인후두에 관계되는 운동성 뇌신경핵(안면, 미주, 설하 신경)의 장애에 의하여 연하가 곤란하게 되는 것입니다.

파킨슨병을 오래 앓으신 분들은 연하장애를 가질 확률이 점차 높아지게 됩니다. 그중에서도 말이 어눌해지실 때 주의하셔야 합니다. 그 이유는 말을 할 때 사용하는 근육과 삼킬 때 쓴 근육이 약 80에서 90%가량 일치하기 때문입니다. 그래서 말씀하실 때 말이 어눌하시고, 음식을 드실 때 특히 물이나 국을 드실 때, 사레가 자주 들리시면 그때는 연하장애를 의심해 보실 수 있습니다.

연하장애 치료법

연하장애는 걸음의 동결만큼이나 오래되고 어려운 것으로 알고 있습니다. 온몸을 헤집듯 전체를 풀어가는 방법으로 한번 해 보셨으면 합니다.

〈선한빛 TV〉에서 본 내용을 정리하면, 일단은 긴장과 스트레스를 줄이시고 장 마사지를 열심히 해 보세요. 엄지발가락과 등 근육을 풀어주면서 정신 사나운 뇌파를 명상으로 조용한 뇌파로 되게끔 애써 보시는데 하루아침에 된 병이 아니기에 하루아침에 약 한 봉지 입에 털어 넣는 방법으로는 절대 치료되지 않습니다.

같은 환우로 주변 경험으로 말씀드립니다.

다음은 병원에서 하는 방법입니다. 연하 기능 저하 삼킴장애 치료는 먼저 음식을 드시는 게 중요합니다. 주로 병원에서 추천하는 것은 연하 보조식이라고 하는 연하 기능이 떨어졌을 때 먹는 식사입니다. 정도에 따라서 1단계에서 4단계까지 다양하게 있지만,

첫째, 식사를 쉽게 말해서 식사가 저자극식으로 짜지 않아서 사레가 덜 걸리도록 하는 것과 물이나 국에 연화제를 섞어서 같이 드시도록 해서 음식을

드실 때 사례가 덜 걸리도록 하는 방법이 있습니다.

둘째, 하루에 좋아하는 노래를 10분~ 20분 동안 큰 소리로 부르시는 겁니다. 그렇게 하면 삼키는 능력과 말하는 능력이 서로 연관되어 있기에 사용하는 근육이 일치하는 경우가 많아서 노래를 큰 소리로 부르시면 그만큼 발성도 좋아지고 발음도 좋아지고 그와 더불어 연하장애도 좋아지는 경우가 많습니다.

셋째, 병원에서 하는 연하 재활 치료를 받는 것입니다. 연하장애 재활 치료라고 하는 필요한 것은 직접 치료사분들이 해 주는 치료법이 있고, 그리고 연하 재활 기능적 전기자극치료라고 해서 전기적 자극을 목 근육에 주어서 이를 통해서 삼킴 기능을 호전시키는 치료법이 있습니다.

기립성 저혈압

갑자기 일어설 때 순간적으로 핑 도는 느낌이 드는 대표적인 질환으로는 기립성 저혈압이 있습니다. 일어날 때 자율신경계가 제대로 기능하지 못해 혈압이 갑자기 저하되는 상태입니다. 증상이 있다고 모두 치료가 필요한 것은 아니지만, 파킨슨 환자가 증상이 빈번하거나, 심하면 적극적인 치료를 받는 것이 좋습니다.

※ 처치 방법
① 중앙일보 헬스미디어에 따르면, 기립성 저혈압의 치료는 환자 특성과 증상의 심각

도와 빈도에 따라 다르다. 비약물성 치료(운동, 압박 스타킹 등)를 하고, 이에도 증상이 지속하거나 증상이 심할 경우 약물성 치료를 병행하게 된다.

② 비약물성 치료로 생활 습관 교정이 중요한데, 하루 1.5~2리터의 물을 마시고, 충분한 염분 섭취도 필요하다. 침대에서 일어날 때 바로 일어나지 않고 침대에 수 분간 앉았다가 서서히 일어나는 것이 좋다. 운동은 무리하지 않은 선에서 진행한다. 높은 강도의 실내 자전거처럼 하지 근육 수축을 증가시키는 운동이 정맥 환류량을 늘려 도움을 줄 수 있다. 다리를 꼬고 일어나기, 다리 근육 수축하기, 스쾃 등의 운동도 추천된다. 일부 환자에서 압박 스타킹으로 기립성 저혈압과 동반 증상을 호전시킬 수도 있다고 한다.

※ 소금물 만들기

0.9% 염도의 소금물을 1.5~2리터 만들어 마신다. (변비에 좋음)

(준비물) 용융 소금(미네랄이 함유된 용융 처리를 한 소금)을 물에 타서 0.9%의 소금물을 만들어 준비된 염도계로 잘 맞추어 정량을 만들어 마신다.

기타, 비운동 증상의 치료

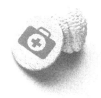

착한 파킨슨

첫째, 증상이 급격히 나빠지지 않고 멈춘 상태에서 정상적인 일상생활에서 거동이 약간 불편한 정도의 모습으로 오랜 기간 병세를 유지하는 경우, 둘째, 대뇌의 도파민 분비 능력은 나쁘지 않고, 도파민의 활동을 저해하는 도파민 저항성이 강해져서 도파민이 역할을 제대로 못 하는 경우가 파킨슨 원인이 되는 경우, 셋째, 본인만이 알 수 있는 본인의 과거 상태가 어떤 큰 트라우마가 있던지, 긴장과 스트레스의 지속성, 지나치리 예민한 성격인 분들인 경우는 마음의 치료가 반드시 병행되어야 합니다. 마음속 울화나 우울을 잘 풀어내면 병의 증세가 호전되는 경우가 많습니다. 파킨슨병을 모두 똑같은 병으로 생각하면 안 됩니다.

엄지발가락 뒤 주무르기

뇌의 병을 가지신 분들이 엄지발가락 발톱 뒷부분을 더듬어 짚어 보세요. 뭔가 빈듯한 느낌이 듭니다. 그 부분이 채워지듯 느낄 때까지 꾸준히 엄지발가락을 늘 마사지해 보세요.

옥침혈과 노궁혈

경추 1번, 위 두 개 골 밑 부분이 시작되는 곳이 옥침혈입니다. 옥침혈은 대뇌에 에너지를 공급하는 혈로 이곳이 막히면 각종 뇌 기능이 떨어지게 됩니다. 옥침혈은 소뇌와 연수가 위치한 곳으로 호흡조절, 근육 조절, 심장 박동 조절을 합니다.

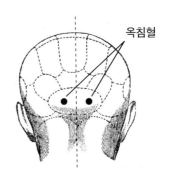

옥침혈이 막히면 머리가 무겁고 두통이 발생하게 됩니다. 이때 후두골 이완 마사지를 통해 후두골과 경추 1번 사이의 협착된 곳을 이완시켜 주면 해소가 됩니다. 옥침혈이 열리게 되면 대뇌로 하단전의 에너지가 들어가게 되므로 뇌력이 생기고 막힌 혈이 뚫리게 됩니다.

※ 처치 방법
평소에 턱을 당겨주는 생활을 하면 옥침혈이 열려 뇌가 건강해집니다.

파킨슨 환자의 코골이

입으로 숨을 쉬는 사람은 코로 숨을 쉬는 사람에 비해 효율이 떨어집니다. 이것이 안 좋게 나타날 수 있는 예가 〈코골이〉입니다.

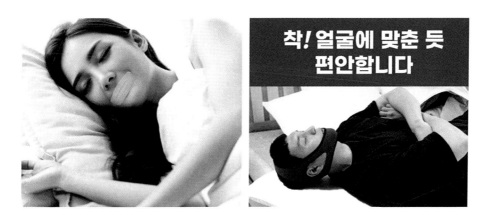

시중에 보급된 코골이 교정용 '입 벌림 방지 밴드'

대부분 입으로 숨을 쉬는 사람이 코를 곱니다. 코골이도 치매와 영향이 있고 코골이를 교정하는 것도 치매 관리 차원에서 고려되어야 합니다.

저는 코를 골지 않고 자기 위하여 여러 가지 도구들을 두루 사용해 보았고, 수면 다원화 검사를 받고 양압기 사용까지 사용해 보았는데, 의외로 입 벌림 방지 밴드를 사용하고는 완전하게 개선되었습니다. 귀걸이형, 반창고형 모두 괜찮은 효과를 보였는데, 반창고 밴드는 떼어낼 때 좀 아팠던 기억이 있습니다.

이 글을 올리고는 '긴가민가~' 확신이 덜 찼었는데, 이제는 확신이 들어 다시 올립니다. 코골이에도 여러 가지 원인이 있으나, 비교적 젊은 나이에 아래턱이 기도를 누르면서 일어나는 코골이는 완벽하게 개선될 수 있다는 걸 말씀드립니다.

코를 골며 자다 일어난 것과 코를 안 골고 자다 일어난 차이는 많이 있습니다. 몇 분이나 이 글대로 해 보시고 효과를 보실지 모르지만, 단 한 분이라도 효과를 보시면 좋겠습니다.

겨울철 체온 조절 '핫팩'으로

유난히 추운 이번 겨울, 여러분은 어떻게 겨울을 이겨내고 있습니까? 저는 야외활동 시 이것을 항상 들고 다녔습니다. 이것은 우리 주위에서 손쉽게 볼 수 있고 구매할 수 있어서 사람들이 많이 애용합니다. 이것은 무엇일까요?

바로 핫팩입니다. 우리가 추운 겨울에 자주 들고 다니는 이것은 우리를 따뜻하게 하지만, 오히려 화상을 입힐 수도 있습니다. 이 화상을 저온화상이라고 하는데요. 저온화상은 따뜻한 곳에 오랜 시간 피부를 접촉하고 있으면 서서히 익는 화상이라고 합니다. 살짝 데는 정도가 아니라, 피부 조직이 괴사할 정도로 심할 수 있습니다.

미지근한 물에 개구리를 넣고 서서히 물 온도를 높이면 개구리는 자기 몸이 익어가는 줄도 모르고 있다가 죽는다고 합니다. 몸이 부분적으로 차가운 것은 온몸 전체가 차가운 것보다도 안 좋을 수도 있습니다. 추운 겨울 손이나 발 복부에 부분적 핫팩 사용은 권장할 만하나 피부의 상태는 항상 주의해야 합니다.

인체의 전기 파동 치료

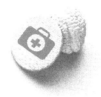

　뇌에 필요한 것은 영양, 산소, 자극입니다. 영양은 식이요법과 건강한 장 환경을 통해 개선되며, 산소는 호흡을 통해, 자극은 운동을 통해 보충되는 것으로 생각합니다.

　비싸고 특이한 치료가 별 소용이 없는 파킨슨병은 일종의 생활습관병일 수 있기에 생활 습관을 고치는 데 주력할 필요가 있습니다. 뭔가 한방에 나을 수 있는 특별한 방법을 기대하고 있다든지, 조급하게 빨리 좋아지려는 마음이 앞선다면, 파킨슨병 치료를 머리로만 이해하는 것이지, 가슴으로 아는 것이 아님을 뜻합니다.

"

여기까지로 알고 있던 치병 방법에
부분적으로 굳어오는 작은 근육 풀기와 시냅스로 이어지는
인체의 전기 파동 치료를 곁들여 보려 합니다.

"

요즘 들어 파동 치료가 서서히 건강 의료기 분야로 들어오는 것 같아 나름의 후기 데이터를 가져 보려 합니다. 뇌병에 명상이 좋다는 것은 알지만, 잘되지 않고, 할 수 있는 사람도 많지 않습니다. 어느새 잡생각, 딴생각, 깊은 생각 속으로 빠져들어 명상에 들어가질 못하고 일어나기를 다반사, 잡생각 딴생각 떠오르는 대로 '그냥 내버려 두라.'라는 아주 초보적인 말에 그저 위로받는 수준으로 끝이 납니다.

그럼에도 명상과 파동 치료법이 과연 우리 병에 좋은지가 궁금하여 저는 환우분들과 같이하여 데이터 수집을 해 보고 싶은 마음으로 명상에 도전합니다.

인간의 에너지장

공명이란, 어떤 파동의 진동수가 다른 물체의 고유 진동수와 일치하여 서로 만나 합쳐져 파동의 진폭이 증가하는 현상을 말합니다. 위장, 신장, 간, 폐, 뇌 등의 소리도 들릴 것입니다. 그리고 이 소리가 서로 공명하고 간섭하고 어우러져서 조화로운 인간의 소리가 들릴진대 이 소리의 장을 인간의 에너지장이라고 합니다.

그러나 우리 몸의 일부 기관이 병들게 되면, 고유의 소리를 듣지 못하고 다른 소리를 내게 됩니다. 이때 우리는 병든 심장과 병든 폐의 소리를 금방 알아차릴 수 있는 것입니다. 이때 만약 우리의 병든 조직 세포 주위의 건강한 세포들과 건강한 주변 조직들이 정상 소리를 크게 낸다면, 병든 소리를 정상으로 동화시킬 가능성이 있습니다. 또한 병든 조직 주변에 있는 건강한 조직 세포들이 내는 파동에 좀 더 적극적인 공명이 일어난다면, 건강한 파동(소리)은 더욱 큰 소리를 낼 수 있을 것이고, 병든 조직 세포들도 그 영향을 받아, 좀 더 빠르게 정상 세포로 동화될 가능성이 있습니다.

건강과 파동

물질을 미세하게 보면 물질을 이루는 분자들은 모두 운동을 하고 있고, 그 운동은 파장을 일으킵니다. 인간의 힘은 결국은 모든 분자의 전기성 플러스, 마이너스끼리 당기고 밀고가 곧 힘이 되는 것입니다. 이 분자들의 주파수는 긍정적 또는 부정적으로 활용될 수가 있습니다.

우리 인체를 보아도 인체는 물질로 자각되는 몸과 마음이라는 각각의 에너지장으로 되어 있는데 몸은 다시 물리적 구조인 신체와 거기에 구속된 파동 에너지장 즉 마음으로 되어 있습니다. 그러므로, 우리 육체의 건강은 보이지 않는 이 파동 에너지장의 영향과 물질 입자와 상관관계로 드러나게 됩니다. 여기서 중요한 점은 입자와 파동이 서로 간의 영향력을 주고받을 수 있다는 점입니다.

예전 과학에서는 물질을 바꾸려면 화학적인 구성을 바꿔야 한다고 했었지만 새로운 물질세계의 구조를 바꾸려면, "파동 장의 에너지 정보를 바꾸면 됩니다"로 바뀌게 되었습니다.

여기서 핵심은 인체 건강과 관련해서 양자 파동 장에 숨겨진 질서와 정보를 바꿔주면 물질 육체의 세포 정보가 바뀌게 되니까, 우리가 몸 건강을 지키고 싶을 때나 병을 고치고 싶을 때, 이 점을 응용할 수 있다는 것입니다. 432Hz는 수학적 조율로 자연과 가장 일치되는 소리이고, 528Hz는 인간의 몸이 자연과 공명하는 음계 중의 하나로 DNA 복구와 관련이 있는 것으로 파악되고 있습니다.

주파수와 진동의 비밀

우리는 소리를 통하여 본능적으로 모든 것을 진동적인 연결로 이해합니다. 그러나 실제로 소리의 주파수가 소유한 힘을 아는 사람은 거의 없습니다. 무기로도 사용할 수 있고 치료에도 사용될 수 있는 것입니다.

우리 몸은 70%가 물입니다. 만약 주파수가 물을 변형시킨다는 실험이 확실하다면 주파수들이 몸에 영향을 미치는 것은 확실합니다.

※ 처치 방법

432Hz와 528Hz처럼 이런 주파수 음들을 들으면 내면과 주파수들과 공명할 것입니다. 그리고 우리의 감정을 끌어올릴 것입니다.

파동 의학

에너지와 파동을 한층 더 깊이 이해하고 그것들이 분자구조나 유기체의 균형과 어떻게 상호 작용하는지 탐구하는 의학의 한 분야를 '파동 의학'이라 합니다.

파동 의학의 새로운 영역은 인체의 에너지적 구조를 밝히기 위한 것으로 의학이 그 방향으로 발전하면 현재 사용되는 방법보다도 훨씬 조기 진단이 가능할 것입니다. 파동 의학적 접근방식은 인체의 미세한 에너지 경로, 침구에서 말하는 경락 요가에서 말하는 차크라 등인데 아직 제대로 알려지지 않은 이 에너지 체계가 건강할 때나 병들었을 때의 신체적 상태가 생리학적인 균형 유지에서 맡은 역할을 제대로 이해할 때 비로소 우리는 완전한 상태와 병적인 상태의 관계를 실감하게 될 것입니다.

파동수 실험

에너지 파동수는 에너지 운동을 일으킬 때 활성화되고 물 분자의 구조가 이만분의 일로 미세하여 체내에서 흡수가 빠르고 세포 조직의 활성화는 생체의 면역체계도 한층 증진되고 건강을 지키는 데 매우 유익합니다. 또한 에너지 파동수는 특수 자기장 회로 장치에 통과시킨 물로서 특별한 색 냄새가 없으면 보통의 물과 외형상 차이가 없습니다. 그러나 본래의 물이 가지고 있는 고유의 특성 침투 용해 세정 정화 노력 등을 더욱 강력하게 되살려주고 향상된 물을 에너지 파동수라고 합니다.

"
세 가지 물에 똑같은 가지에 있는
거의 같은 크기의 목련꽃을 꽂아보았습니다.
파동수에 꽂힌 목련꽃만이
끝까지 생생하게 살아남았습니다.
"

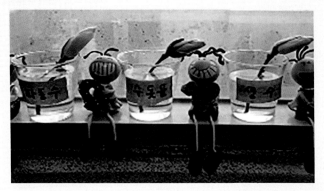

아침 7시
(똑같은 시간에 목련꽃을 꽂았다)

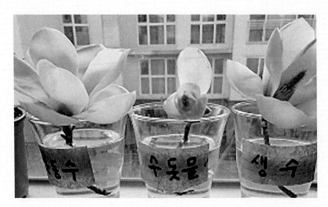

저녁 8시
(수돗물은 채 피지도 않았고 생수는 꽃이 시들기 시작하였고
파동수는 싱싱한 채 그대로 유지하고 있었다.)

생활 속의 치료 체험

|추천글| 비슷한 병력의 두 환우

'버프람'의 체험기

'파킨슨병'의 도전 시리즈

버프람의 간단한 치병 팁

환우들의 체험 이야기

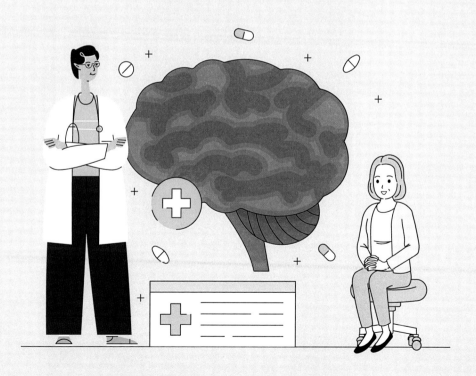

비슷한 병력의 두 환우

비슷한 병력의 두 환우
차이가 나도 너무 나
비교를 안할래야 안할 수가
없습니다.

버프람 님 병력 16년 차
본인 2009년 확진 15년 차

제가 초파 시절부터 지금까지 줄곧 파킨슨병 환우 커뮤니티에서
버프람 님을 지켜보았었는데
분명 파킨슨 증세가 저보다 심해 한동안 오랜 병력의 선배인 줄로 알았습
니다.

이 말을 뒷받침할 증거가 있습니다.
공교롭게도 비슷한 초파 시기 버프람 님과 저는 S 병원에서 교수님께 아

래와 같은 처방을 받았더군요.

본인 퍼킨 600

버프람 님 퍼킨 750

위의 처방전에서 보듯

초기일 때 저는 증세가 버프람 님보다 더 가벼운 상태였습니다.

그러나 세월이 십여 년 흐른 지금 역전되어

본인 퍼킨 800~1000

버프람 님 퍼킨 300~300

세월따라 병이 깊어지니 약이 늘어 저는 원치 않았지만

버프람 님을 너끈히 추월했습니다.

이제 너무 차이가 나 비교가 안되겠어요.

어떻게 버프람 님은 16년 차에 200~300

으로 유지하고 있을까?

일상을 매사 일당백 하며 활발히 지내는

환우 같지 않은 버프람 님이 경이롭습니다.

어떻게 하면 버프람 님처럼 양호할 수 있냐고 부러워하며

내게 묻는 환우에게

치병하면서 끊임없이 공부하고 몸소 체험해 깨우친 버프람 님의 대체 치유

어느 것 때문이라고 특정하기 어렵지만 그동안 축적된 많은 노력이

서로 협력하며 선을 이뤄 버프람 님을

우리 환우들이 부러워하는

멀쩡한 상태로 만들어 준 거 같다 답했습니다.

'버프람'의 체험기

    2008년 동네 내과에서 진료의뢰서를 받았지만 왠지? 겁이나 망설이다가 2009년 강남세브란스병원에서 확진을 받게 되었습니다. 무슨 병인지는 잘 모르지만 '심각하다'는 것은 인지하였습니다. 아무것도 생각이 나지 않고 정신적 방황만을 거듭하면서 병원 치료 약에 의지하였는데 처음엔 약 효과가 느껴져 신의 한 수 같은 느낌이었습니다. 그런데 차츰 여기저기 불편함이 느껴지고 약도 처음 같은 신의 한 수가 안 느껴져 병원 진료 시 불편을 호소하면 약 양을 많이 늘려 주셨습니다. 처방된 약을 복용 중 선배 환우님들의 걱정에 병원을 옮기고 약 양을 줄이며 이왕 병원에서 안 된다고 하였으니 그에 따른 대체 방법을 찾으려 헤매다 이 시점에 오게 되었습니다. 16년이 되어 가지만 아직은 약 효과를 보고 있으며 약 효과가 있을 때는 비교적 정상 생활을 유지하고 있어 다른 환우분들과 경험을 공유하고자 합니다.

열은 두통의 원인이 되고
찬 기운은 복통의 원인이 된다(수승화강)

    모든 병이 그렇지만 일단 병이 생기고 난 뒤 쉽고 빠른 치료법을 찾는 것보다는 미리 예방하는 것이 훨씬 간편하고 효과적인 경우가 많습니다. 파킨슨병의 전조증상을 알아차렸다거나 병의 진행이 느껴질 때 평상시 예방을 위한 방법으로는 흔히 알려진 좌선 등 명상법에서 말하는 것처럼 편안한 자세로 몸을 완전히 이완시킨 상태로 호흡하는 명상 호흡이 증상 예방에 도움이 됩니다.

    예로부터 가슴은 서늘하게 하여 심장에 열이 몰리지 않도록 하고 아랫배는 따뜻하게 하여 병이 생기지 않도록 해야 함을 강조하였습니다.

    이는 바로 수승화강의 원리이며, 우리는 호흡만으로도 찬 기운은 위로 따뜻한 기운은 아래로의 〈수승하강〉을 실천할 수 있습니다.

    ※ 수승화강에 도움되는 방법들

두들기기(애써 방법을 찾으려 하시지 말고 두 주먹으로 배, 가슴 등을 골고루 두들깁니다.), 절 운동, 발끝 부딪히기, 족탕, 반신욕, 발 마사지, 발목 펌프

우리는 왜 모르고 있었을까?
왜 뒷북 처방으로 증상에 대한 처방만을 주시는가?

    우리는 대개 확진을 받을 무렵 pet를 찍어보면 양쪽이 비대칭성인 흑질을 보게 됩니다. 그러면 이렇게 어쩔 수 없는 상황까지 우리는 왜 모르고 있었

을까요? 왜 병원에서는 뒷북 처방으로 증상에 대한 처방만을 줄까요? 유일한 선제처방은 죽도록 열심히 운동을 하라는 것입니다.

파킨슨병이 진행됨에 따라 지나친 운동은 근육을 과부화하여 더 굳게 한다는 사실을 모르시진 않을 텐데 나에게 맞는 적당한 운동을 권함도 없이 열심히 운동하라는 말씀을 하십니다. 뇌 질병에 걸린 환자들은 굳이 전문가의 말을 빌리지 않아도 운동을 해야 한다는 것은 압니다. 왜 흑질이 날아가도록 증상은 이리 늦게 나타나는가를 생각해 보았습니다.

좀 더 빨리 알았다면 좀 더 빨리 대비책을 생각해 보았을 텐데 하는 아쉬운 마음에 인터넷 검색을 하여 보았습니다. 그로 인한 답을 찾게 되었습니다.

① 우선 남아있는 세포들에서 도파민 생성이 증가하고 도파민 유리가 증가

② 도파민의 불활성화 속도가 감소

③ 도파민 유리 신경 수가 감소함에 따라 재흡수되는 기회도 감소하게 되어 도파민이 더 확산하여 멀리 있는 수용체와도 더 오래도록 작용

④ 그러나 이러한 보상 기전도 한계가 있기 때문에 결국은 도파민 감소로 인한 증상이 나타나게 되는 것

전조증상

① 10년 전 변비나 설사가 먼저 생긴다. (뇌가 망가지기 전 장이 망가진다.)

② 후각 기능이 점차 감퇴한다.

③ 5년 전부터 렘수면 장애가 일어나 잠자리가 달라진다. (옆사람을 발로 차거나 유독 잠자리가 달라진다.)

이렇게 3가지 증상이 동시에 일어날 때는 신경과에 가서 파킨슨병 검사를 받을 필요가 있습니다.

병의 치유 효과를 보려면

각자의 사람마다 성향도 다르고 또한 파킨슨이라는 큰 병명에 같이 있지만, 증세, 진행 정도, 영양 상태, 주변 상황 등 변수가 많이 있습니다. 자신에게 맞는 환경 조성이 필요하다고 생각합니다.

열정과 의욕은 좋으나 열정과 의욕이 때로는 화를 부르기도 합니다. 적혈구는 매일 조금씩 새롭게 갱신되는 데 전체 양의 0.8%가량 적혈구가 새로이 갱신됩니다. 그러므로 모든 적혈구를 모두 바꾼다면 수치상으로 120일이 걸립니다. 즉 4개월 적혈구 생산 필요에 필요한 엽산 VB12 등 영양이 보충되려면, 120일이 걸려야 효과가 나타납니다. 이처럼 피가 온몸의 구석구석을 돌다가 돌아가시는데? 이것이 120일 정도가 걸린다는 거죠. 모든 병의 증세와 반응을 보려면 이처럼 최소 3~4개월은 걸려야 나타납니다. 그것도 증상 개선이 나타난다면 운이 좋은 것이고 더 시간이 필요한 경우도 있습니다.

여러 가지 방법들을 한꺼번에 하시려 한다면 증상 개선이 되었을 때 어느 것 때문에 증상반응이 나왔는지 가늠이 잘 안됩니다. 또한 꾸준함이 때로는 조급증으로 방해받게 됩니다. 저는 운동 중에 줄넘기가 가장 손쉽게 주변에서 가볍게 할 수 있는 것이라 정하여 거의 3년 정도 계속하고 있습니다. 운동도 종류가 무척 다양합니다. 실내에서 하는 것이 옳은가? 실외에서 하는 것이 옳은가? 땀이 어느 정도 나야 나의 몸에 무리가 가지 않을까?

한 가지 한 가지 서두르지 마시고, 평심을 유지하심을 먼저 습득해 보심도 바람직합니다.

점검해 보시기 바랍니다
(침 삼키기와 고개 돌리기)

알게 모르게 우리의 뇌는 계속 긴장과 압박을 받고 있습니다. 우리의 병이 뇌의 병이므로 뇌를 소중히 안 할 수가 없습니다. 뇌병이라는데, 연하장애가 오고, 목소리가 잘 안 나오고, 숨이 가쁘기도 하고…. 머리도 지끈거리는 두통이 있고, 이런 증상들이 나오게 됩니다.

① 침 삼키기를 꼭 점검해 보시길 바랍니다.

하루에 얼마나 많은 횟수로 침을 삼키고 있는지 셀 수조차 없습니다. 그 침을 삼킬 때 점검해야 하는 것이 어금니를 살짝 물면서 관자놀이가 살짝 힘이 쥐어졌다 펴지는 움직임이 있는지 점검해 보세요. 관자놀이에 손을 살짝 대고 있어 보세요. '말도 안 돼~ 나는 안 그러는데?' 다시 한번 민감하게 해 보시기를 권합니다. 침을 목 힘으로 넘겨야 하는데, 목에 힘이 없다 보니 얼굴에 있는 근육을 사용하여 넘기는 것이랍니다.

계속 오랜 세월을 알게 모르게 방치하다 보면 목 근육이 약해져서 목에 관련된 증상들이 하나둘씩 나타나고 뭐가 어디가 잘못된 것인지 가늠이 안 되고, 한 큐로 훅 할 수 있는 약을 찾게 됩니다. 그런데 이런 세월로 굳어진 것에는 백약이 무효이니, 부디 침을 삼키실 때 관자놀이가 움직이면서 어금니를 살짝 무는 그런 현상이 있으면 목 힘으로 침을 삼키는 훈련을 하시고 뇌를 수시로 압박하는 일은 없어야겠고, 대신 목 근육 강화를 훈련하셔야 합니다.

② 우리는 목 운동을 해야 한다고 알고 있습니다.

목을 돌리기도 하고 목을 숙이기도 하고, 목을 젖히기도 하고, 옆을 보기도 하고, 흔들기도 하고, 이 목 운동을 할 때 그냥 안 숙어지는 고개 억지로 숙이고 안 돌아가는 목 돌리느라 애쓰고 그 동작을 할 때 꼭 점검해야 하는 것이 있습니다. 억지로 숙이고 돌리고 하다 보면 근육의 경직이 더 할 수 있습니다.

점검 방법

머리꼭지 부분이 중력에 잡아당겨지듯 목에 힘을 주시지 말고, 저절로 부드럽게 고개를 떨구는 것부터 연습하시고, 목 운동을 하셔야 효과가 있습니다. 뇌로 혈류 좀 보내 보려다가, 목과 어깨에 힘이 더 들어가 버리면 하나마나가 됩니다.

목에 힘을 빼고 중력으로 고개를 툭~ 떨구는 연습을 하시고, 부드럽게 하셔야 함을 꼭 점검해 주십시오. 다른 사람들에게는 이것이 논문이나 데이터 임상할 정도로 중요하지 않을 수도 있겠지만 우리는 중요합니다. 지나치시지 않으셨으면 합니다.

장(배) 마사지 치료법

장의 편안함으로 치병을 해 보자

배 풀어주기 전 준비를 하니 효과가 더 있었습니다. 별거는 아니고 완전 대(大) 자로 누워서 온몸의 힘을 머리에서부터 발끝까지 빼 보세요. 소위 축 늘어지는 것입니다. 이때 평지에 눕는 것보다 가슴 뒤에 방석을 반으로 접은 높이를 괴고 가슴을 활짝 퍼지게 하고 누우면 훨씬 시원합니다. 가슴 뒤 괴는 높이는 본인이 누워봐서 편안한 높이를 하시면 됩니다.

누워있을 때가 피의 흐름이 가장 자연스럽고 편안하다고 합니다. 이래저래 힘들고 약 생각나면 그냥 드러누워서 고요히 계셔보세요.

볼링공 배 마사지

볼링공으로 장을 부드럽게 하는 요령은 아주 쉽고 간편합니다. 반듯하게 누워서 볼링공을 복부 위에 올려놓고 시계 방향으로 돌려주기만 하면 됩니다. 장이 뭉쳐 있거나 굳어 있는 부위는 통증이 올 것입니다. 참으셔야 합니다. 참을 만하니깐 말입니다. 하루아침에 효과를 보려 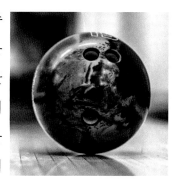 하지 마세요. 금세 효과를 보려 하시다가 금세 효과가 안 나오면, 자신에게 는 맞지 않다고 판단하거나 신빙성이 없다고 결정 내립니다.

볼링공 굴리기는 단박에 효과를 볼 수 있는 것이 아닙니다. 꾸준히 해 보세요. 참고로 볼링공은 무게만 있으면 됩니다. 수십만 원대의 정품 볼링공이 필요하지 않습니다. 당근마켓 같은 온라인 중고 거래를 이용하면 몇만 원대의 저렴한 가격으로 쉽게 구입이 가능합니다.

배 꼬집기

배가 딱딱하게 느껴질 때 배 위에 손을 살짝 얹어 보세요. 배의 어느 한 부분이나 배 전체가 유독 차가운 곳은 손을 따뜻하게 비벼서라도 배 위에 손을 얹어서 배를 일단 따뜻하게 환 후 시행합니다. 그리고 혼자서 손으로 할 때는 사정없이 뱃살을 크게 잡고 꼬집듯 비틀고 꼬집어 보세요. 이 방법도 상당히 효과적입니다. 어쩌면 위의 방법보다 더 효과적일 수 있습니다.

이는 버프람의 자체 브랜드입니다.

배 꼬집기

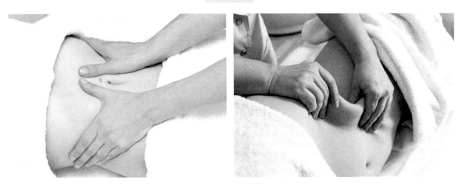

그림과 같이 배를 따뜻하게 한 다음 꼬집듯
비틀기를 반복해 보세요.

좌우 체온을 같게 하세요.

오른손잡이는 오른팔에 맥박이 더 빠르고 오른쪽 체온이 왼쪽보다 더 높습니다. 예를 들어 건강한 사람이 오른쪽 38도와 왼쪽 37도, 이렇게 1도 차이가 나면, 건강하지 않은 사람은 39도와 36도로 3도 차이가 납니다. 즉, 체온 차이가 더 많이 납니다.

안 믿어지면 재어 보세요. 피는 압력이 세고 더 따뜻한 쪽으로 더 많이 흐릅니다. 체온은 좌우가 비슷해야 건강합니다. 나보다 건강한 사람과 같이 왼발 깨금발 뛰기를 해 보세요. 닭싸움할 때 제기차기할 때, 한 발로 서서 발 하나로 하는 것 있잖아요.

> ## 66 해 보실래요?
>
> 건강한 사람보다 적게 뛰어요. 보통 정도의 건강한 사람도 1회 150번은 뛸 수 있어요. 왼손에 무거운 것을 들고 왼쪽 깨금발을 뛰고 나서 다시 체온을 재어 보면 좌우 체온 차이가 줄어들어요. (이 방법을 하기 싫으면, 왼손에 무거운 것 들고 있다가……, 단 기침이 나면 무리라는 신호니까, 중지하고 다음날 하세요.)

왼발 깨금발 1회, 건강한 사람처럼 더 많이 뛸 수 있어요. 건강한 사람처럼 좌우 비슷하게 체온을 만들어 주세요. 꾸준히 해서 좌우 혈액순환 균형 잡아주세요. 좋은 정보이니 잘 활용하세요. 혈압은 한쪽을 재고 나서는 다시 안정을 찾아서 나중에 다른 쪽을 재어야 정확합니다. 그러나 혈압 재는 것보다는 좌우 체온 재는 것이 더 편리하고 정확합니다.

피는 디 따뜻한 쪽으로 많이 흐릅니다. 오른쪽이 높습니다. 어렵거나 나쁜 방법 아니지요? 해 보세요~!!

발상의 전환 (떨림)

눈에 확연히 증상이 보이는 떨림이 나타나 어떻든 떨지 않고 있기를 바라지만, 떨기 시작된 오프의 증상은 멈출 줄을 모릅니다. 그러다 스스로 멎으면 멎었지 내가 어찌해서는 잘 안 멎습니다. 마음을 가다듬고 생각을 가라앉히고 긴장을 풀고, '릴렉스 릴렉스~~~' 하다 보니, 어느 순간 떨림이 가라앉습니다. 이것이 이제까지 나에게 찾아온 증상 떨림을 넘기는 방법입니다.

어느 날, 떠는 쪽, 왼쪽을 신경 쓰다가 우연히 오른쪽으로 관심을 돌려보니 오른쪽은 왼쪽 떠는 만큼 딱딱히 굳어 있어 뻣뻣한 것이었습니다. 안 떨어보려고 힘을 주니 그런가 하고 생각도 들었지만, 여기서 생각을 달리해 봅니다.

발상의 전환

오른쪽의 굳음을 먼저 풀면 왼쪽의 떨림을 멈출 수 있지 않을까? 분명 팻필름에서도 오른쪽 귀퉁이가 떨어져 나가고 왼쪽은 멀쩡했는데 증상은 왼쪽이라~~? 오른쪽의 굳음을 풀어보세요. 머리, 어깨, 겨드랑이, 팔, 장, 배, 다리, 발 떠는 왼쪽 나무라지 말고 수고한다 격려해 주고~~~. 평소 오른쪽 마사지를 주력해 보세요. 떨림이 줄고 오프가 좀 가볍습니다.

수소수의 체험

얼마 전까지만 해도 뇌세포가 재생된다고 생각하지 않았지만, 많은 연구를 통해서 우리의 뇌세포가 재생된다는 걸 알게 되고, 뇌 가소성에 관한 관심이 커졌습니다.

　세포가 왜 죽는지 이유를 다시 한번 정리해 봅니다. 좋지 않은 생활 습관과 좋지 않은 음식을 먹고 또 스트레스를 받으면 우리 몸에 많은 독소가 일어납니다. 특히 그 가운데 활성 산소가 우리 피 안에 들어오면 아주 강력한 파괴력을 가지고 적혈구를 죽입니다. 적혈구가 죽으면 혈액의 양이 부족해져 혈액이 끈적끈적해집니다. 이렇게 될 때 이 현상을 '산성화'된다고 표현합니다. 산성화 피의 독소가 우리의 뇌세포로 그대로 흘러갈 때, 우리의 뇌세포는 충분한 혈액 공급을 받지 못할 뿐 아니라, 오히려 우리가 나쁜 음식을 먹고 스트레스를 받고 운동 부족으로 생기는 염증들로 인한 독소들을 공급받게 됩니다. 이러한 일이 대뇌 기저핵에서 일어난다면, 도파민을 만들어 내지 못합니다. 이럴 때 대뇌에 우리의 몸에 행동을 명령하는 구조가 원활하지 못해 일어나는 일이 파킨슨병의 운동 증상입니다. 그리고 더 나가서는 생각과 감정을 다스릴 때 도파민이 부족하면 생각이 우울해지고, 불안해지는 현상들이 비운동 증상의 한 가지로 나오게 됩니다.

　세포들이 죽는 이유는 충분한 혈액 공급이 안 되어 세포가 재생하지 못하기 때문입니다. 이 때문에 만성 염증이 생기고, 그로 인해서 우리의 면역 시스템과 우리 뇌의 시스템이 점점 나빠지게 됩니다. 따라서 정상적인 혈액 공급이 이루어지고, 우리 몸의 면역 시스템도 정상적으로 작동되도록 하는 것이 무엇보다 중요한 일입니다. 그러기 위해서는 활성 산소가 생기는 것을 막아야 합니다.

　저는 치병법의 한 가지로 혈액의 원활한 흐름을 꼽습니다. 이를 위해 사혈 부항을 가끔 해 봅니다. 그때마다 나오는 끈적한 어혈을 보면서, 이 어혈을 만들어 내는 활성 산소를 어찌해야 하나 고민합니다. 좋은 생활 습관과 좋은 음식이 답이라고는 이론이라고는 알지만 실천하기에는 여간 어려운 것이 아닙니다.

수소의 치료는 일본에서는 이십 년 전쯤으로 대단한 열풍이 일었습니다. 우리 파킨슨 카페에서도 7~8년 전 정도에 한 차례의 센 바람처럼 시끌시끌하고 지나갔습니다. 전혀 새롭다거나 획기적인 방법은 아닙니다. 저도 그때 해 보았지만, 별 효과를 거두지 못하고, 증세는 저절로 가라앉았습니다. 현재 우리나라에는 수소 물을 비롯해 어떻게 제조하는지 알 수 없지만, 많은 종류의 수소캡슐 수소 기구 등이 판매되고 있습니다. 판매자들의 말에 의하면, 혼자 떠도는 산소 분자에 수소를 붙여주어 H_2O라는 물 분자로 만들어 몸 밖으로 배출하는 것이며, 부작용 전혀 없다는 이론입니다.

그러나 환우분들이 꺼내놓고 말을 안 해서 그렇지, 수소에 관한 치료를 하시고 계신 분들이 많지만, 대개는 별 효과를 못 보고 계십니다. 지금 아무리 비싼 기계를 무료로 준다 해도 냉랭한 이유는 그런 과정들이 축적된 체험에서 효과에 대한 지속적인 의문이 일고 있기 때문입니다.

'파킨슨병'의 도전 시리즈

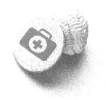

시리즈 1. 배 마사지

배 마사지의 기본 중의 기본은 '배를 따뜻이'입니다. 50대 60대 70대분 들은 배에 덩어리가 있는 분들이 있습니다. 어렸을 때부터 배를 관리해서 물주머니에 물이 들어있는 것처럼 쭉 밀면 걸리는 게 없이 돼 있으면 최고의 상태인데, 그러지 못하고 덩어리가 있으면서 눌러보면 뻐근하거나 아프거나 또 덩어리가 이쪽으로 몰리고 저쪽으로 몰리고 그런 경우가 많이 있습니다. 이런 분들은 배를 풀어주어야 합니다. 이렇듯 덩어리가 있을 때는 이미 몸의 관절에서부터 여러 가지 질병이 있습니다. 이를테면 무릎 관절이나 어깨관절이나 디스크나 이런 게 있는데, 배를 만지면 그게 풀어질까 이런 의구심을 갖지만, 실질적으로는 여기에 배에서 다 작동하는 것입니다. 그래서 배를 풀어주는 게 만병을 치유할 수 있다고 얘기해도 크게 틀리지 않습니다. 그래서 배 덩어리 있는 부분을 만져서 자꾸 풀어주어야 합니다.

장은 시계 방향으로 배열되어 있습니다. 소장부터 대장까지, 왼쪽 골반 있는 쪽에 소장이 있습니다. 소장의 이쪽 왼쪽에는 공간이 있으나 오른쪽에는 공간이 없습니다. 배를 풀 때의 상태에서는 이 배의 복사근이 올라와 있어서 눌러지지 않습니다. 그런데 무릎을 세우면 배가 쏙 들어가면서 복사근이 가라앉기 때문에 소장을 만질 수가 있습니다. 무릎을 세우고 소장을 안에서 바깥쪽으로 왼쪽에서 오른쪽으로 해서 쑥 밀어 가지고 딱 잡고 있으면 여기가(왼쪽 밑 소장 부위) 뻐근해 옵니다. 이때 장요근이 잡히기도 하는데 장요근하고 소장과 또 분리됩니다. 딱 잡고 있으면 뻐근한 것은 주로 가스가 차 있거나, 또는 장요근이 뭉쳐 있거나 소장이 원활하지 않고 또 내장지방이나 복부지방이나 그런 것들이 쌓여 있을 때 좀 뻐근하고 덩어리같이 묵직하게 느껴지고, 가스가 찼을 때는 콕콕 찌르면서 몹시 아프게도 느껴집니다. 그걸 쭉 왼쪽에서 오른쪽으로 밀고 있으면, 이쪽 오른쪽의 소장 쪽에는 공간이 없습니다. 그러니까 소장이 오른쪽으로 딱 밀려가면서 대장이 상행 결장을 건드려 줍니다. 대장이 상행 결장에 자극이 가면서 오른쪽 갈빗대 속에 있는 활동을 시작합니다. 즉 활성화가 된다는 것입니다. 간이 움직이게 되면 심장이 또 움직이게 되고 심장이 물론 정상적으로 뛰지만, 맥박이 더 활력 있게 뛰어진다는 말이 됩니다. 소장이 움직이면 대장이 움직이고 대장이 움직이면 이제 간이 움직이고 간이 움직이면 또 심장이 또 영향을 받고 심장이 정상적으로 박동이 잘되고 탄력이 넘쳐야 역류, 피가 머리로 올려보내는 역할 혈액이 밑으로 내려가는 것은 중력에 의해서 잘 내려가는데 머리를 올려보내는 이 경동맥이 이제 뇌로 올라가는 피의 80%를 관장하고 목 뒤쪽에 있는 추골동맥이 20%를 관장해서 결국은 머리의 뇌에 충분히 피 혈액 공급이 되어 문제가 없게끔 그렇게 만듭니다.

이렇게 해서 배를 다 풀어놓고 단전호흡이나 복식호흡을 반드시 해야 합니다.

시리즈 2. **종아리 풀기**

배보다도 더 먼저 해야 할 것은 종아리 승산인데 종아리 힘을 딱 주면 벌떡 튀어나온 가운데 쪽에 승산이라고 그 오목하게 들어간 데가 딱 있습니다. 혈 자리 몰라도 종아리를 자꾸 주물러서 풀어줘서 아픈 데를 다 없애주면 거기에 노폐물이 림프를 통해서 다 빠지면서 개운해지고, 시원해지면서 결국은 거기에 가자미나 비복근이 수축 운동을 잘해서 심장으로 100% 피를 올려보내면 심장에서 100% 피가 올려올 걸 심장에서 예상에서 수축 운동을 해요. 그러면 만약에 승산에 노폐물이 쌓여서 피가 제대로 못 올라왔다면 심장에는 헛펌프질을 한 것입니다.

그럼, 헛펌프질을 하면 어떤 문제가 생기나 하면 실제 펌프질을 할 때 마중물이 조금 들어갔을 때는 피식~ 하고 마중물마저 밑으로 당겨버리게 되면 물이 못 올라옵니다. 피가 충분히 올라와야 여기에서 심장이 머리로 올라가는 피를 잘 올려보낼 수가 있는데, 이

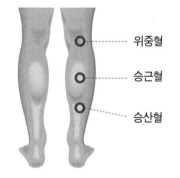

위중혈

승근혈

승산혈

것이 부족하게 됐을 때 이 심장은 헛펌프질을 하게 되고, 결국은 심장벽이 두꺼워집니다. 그러면 심장이 원활하게 뛰지를 못하게 됩니다. 부정맥이 생길 수가 있어서 종아리를 풀어주어야 하는데 승산혈을 누르고만 있어도 이게 작동이 됩니다. 그러면 이렇게 해서 기운 전달이 되고, 상행 결장을 통해서 또 간을 통해서 심장을 통해 인체 혈류량이 좋아진 상태에서 뇌로 피가 100% 올라가게 됩니다. 뇌는 우리 인체의 3%밖에 안 되지만 산소를 쓰는 것은 20% 이상을 씁니다. 뇌가 그만큼 중요한 것입니다. 근데 심장이 안 좋으면 뇌로 올라가는 피가 공조가 이뤄지지 않아서 특히 깊은 병이 있거나

지병을 오래 앓은 분들은 심장의 기능을 먼저 복원시켜야 합니다. 그래야 뇌 쪽으로도 원활한 산소 공급, 혈액 공급, 영양 공급이 잘 되게 됩니다.

시리즈 3. 몸과 마음의 신뢰 관계

사람과 사람은 서로 신뢰해야 친구가 될 수 있습니다. 친한 친구가 가는 곳이 뻔히 죽을 곳임을 알고도 친구 따라서 가는 친구도 있고 또 친구 따라서 절대 안 가는 사람도 있습니다. 근데 죽을 곳이 아니더라도 같이 가자 그래도 안 가는 사람이 또한 있습니다. 그것은 절대적인 신뢰가 없어서 그런 것입니다. 한편으로 보면 이것이 몸과 마음도 마찬가지입니다. 몸은 마음하고 절대적인 짝꿍이 맞아야 합니다. 그래서 몸이 하자는 대로 마음이 따라가 줘야 하고 마음이 하자는 대로 몸이 따라가 줘야 합니다.

아주 사랑이 가득한 부부와 마찬가지로, 죽을 곳인지 뻔히 알면서도 남편이 가자는 데로 사지로 따라 들어가는 거 그거는 의심의 여지가 없는 것입니다. 나를 나쁘게 하지 않을 것이라는 걸 알고 따라가는 거니까 그런 부분은 서로 신뢰감이 아주 높아야 이루어질 수 있는 것입니다. 그렇듯이 내 맘 내 몸이 서로 그런 관계가 유지가 돼야지 몸이 빨리 회복이 될 수가 있는 것입니다. 왜냐하면 우리가 좋은 걸 찾아서 먹는 것도 중요하지만 해로운 걸 덜 먹고 안 먹고 그러는 것이 몸 관리하는 데는 훨씬 좋은 것입니다.

독소가 만들어지지 않게끔 관리하는 거 일례를 들어 보겠습니다. 마음에서 아이스크림이 당긴다. 그런데 몸이 '그걸 먹지 마라~.' '왜?' '먹어보니까 입에선 달콤한데 먹고 보면 몸이 해롭고 힘들더라~. 그러니까 먹지 마라.'

하고 몸이 말하면, 마음이 '그래 알았어. 내가 그렇게 할게~.' 그러면 안 먹게 되면서 결국은 내 몸이 건강을 유지하게 됩니다. 근데 그게 불협화음이 있어서 '먹을래~.' 그러면 몸이 '먹지 마라~.' 그러는데도 먹기 시작해버리면 그거는 몸이 상하게 된다는 뜻입니다. 그렇듯이 서로 도와주는 관계 그다음에 서로 신뢰하는 관계 그걸 유지할 수 있도록 자꾸 노력을 해주어야 합니다.

그런데 그게 큰 데 있는 게 아니고 작은 것에서부터 시작합니다. 그러니까 마음을 편안하게 하면서 몸도 편안하게 하면서 같이 풀어주고 어깨에 힘이 들어가지 않도록 편안하게 내려놓으면 마음도 편해지면서 보이는 시야가 좀 넓어집니다. 그래서 시야를 활용해서 몸과 마음이 대화하는 걸 느껴야 합니다. 그래서 일단은 나한테 좋은 걸 먹느냐 나쁜 걸 먹느냐를 잘 체크해 봐서, 그것을 좋은 결과가 나오는 쪽으로 자꾸 서로 몸과 마음이 힘을 합치는 것이 이거 어떤 병이든 빨리 낫게 하는 지름길입니다. 우리가 몸에 안 좋은 걸 먹다 보면 그게 독소를 생산하고, 독소를 또 해결하기 위해서 쓸데없는 에너지를 많이 쓰게 되고 몸은 몸대로 그만큼 피곤하고 또 힘들어지게 되어 병은 자꾸 회복되는 게 아니라 안 좋은 쪽으로 좀 물러나게 되는 것입니다.

우리가 가끔 생활하다 보면 어디가 좋아졌어~. 이게 이만큼 좋아졌어~. 허리가 이렇게 좀 아프던 게 없어졌어~. 어깨가 좀 잘 안 돌아가던 게 잘 돌아가~. 그러면서 조금씩 변화되면서 좋아지는 그런 증상이 나타났을 때 그것을 희망 또는 새싹, 새순으로 생각해서 그걸 마음속에서 자꾸 키워야 합니다. 그래서 내 몸속에 있는, 내 생각 속에 있는 그 부정의 생각을 밀어내는 큰 거목으로 키워갑니다. 결국은 내 몸에 일정한 100개의 퍼센티지가 있으면, 거기에서 좋은 쪽으로 생각의 새싹을 키워서, 비계를 밀어내고 근육이 되듯이 마음도 그렇게 키워야 합니다. 그래서 나쁜 부정의 감정, 또 옛날에 아팠던 깊은 감정들, 트라우마를 밀어내서 쫓아내는 쪽으로 그렇게 몸을 만들어 주고 마음을 만들면 치병하는 데 훨씬 도움이 됩니다.

파킨슨병은 반드시 퇴행성 진행성 노인성 질환이 아닙니다. 치료할 수 없다고 선언한 현대 의학에서 가지고 있는 매뉴얼대로 반드시 따라야 하는 것은 아닙니다. 이 병을 아파보지 않은 이론적 처방에서 벗어나야 합니다.

시리즈 4. 코로 숨쉬기

오장육부의 배를 지난번 말씀드린 것처럼 풀어놓고 단전호흡이나 복식호흡을 반드시 해야 합니다. 이때 숨은 반드시 코로 들이쉬어야만 합니다. 우리가 컴퓨터를 켜면 팬이 돌아가는데, 팬이 돌아가는 이유는 열을 밖으로 빼주는 역할을 합니다. 열이 안 날아가게 하면 타버리게 됩니다. 그렇듯 우리 눈이 쳐다보면 망막 맺히는 뒤쪽에서 열이 많이 납니다. 그다음에 생각을 많이 하는 뇌, 그다음에 말을 많이 하는 설근, 혀뿌리 쪽에서 열이 많이 나게 됩니다. 코도 숨만 쉰다고 해서 열이 안 날 것 같지만 거기서도 열이 나서 비강 위쪽으로는 뻥 뚫려있는 것입니다. 귀에 듣는 소리 파동에 의해 따른 거기에도 열이 많이 납니다. 그래서 코로 공기를 들이마셨을 때 0.3초 만에 36.5도가 돼버리면서 폐로 들어가 폐가 편안하게 됩니다.

그러나 입으로 숨을 쉬어버리면 실내 온도의 숨이 그냥 폐에 들어가 버려 폐가 망가지게 됩니다. 코에서 불순물도 걸러야 하는데, 입으로 통하면 그러지도 못하고 내쉴 때도 여기 열은 들이쉬나 내쉬나 계속 열이 발생하기 때문에 내쉴 때도 코로 내쉬야 열을 뿜어져 내보내는 것입니다.

그렇게 호흡해 주어야 합니다. 자고 일어나 입안이 말라 있으면 입을 벌리고 주무시고 계신 것입니다. 입에 반창고를 붙이고 주무시는 습관을 지녀 보십시오.

버프람의 간단한 치병 팁

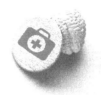

식사 시간으로 약 양을 맞추기

약 양을 자기에게 맞추는 것은 본인만이 느낄 수 있는 섬세한 일입니다. 약 양으로 맞추기가 어려울 때는 식전에도 먹어보고 식후에도 먹어보고 식간에도 복용하면서 약 양을 맞춰나가 보세요. 이상 운동 증상은 식간의 약 복용을 해 보십시오.

제가 요즘 약소진이
짧아져 많이 우울하고 힘든상황이 연일
계속되는 가운데
공복에 약을먹고 그약이 흡수되기를
기다려 식사를 해본결과 효과가좀
있는듯했답니다
몇일더 실천해보고
다시 올리겠습니다
편안한밤되셔요 ~♡

❤1 ⚬

좋은정보 주셔서 감사합니다
제가 1년동안 약복용후 이상운동으로
우울하고 힘들었는데 버프람님의 식
사와함께 약을 복용해보라는글을 읽고
해보았더니 이상운동증이 1시간 될때
도 있었는데 10분에서 15분으로 단축
되었어요 공복에 천마즙을 먹고약복용
하고 바로식사를했어요 죄송하지만
경험하신 참고될정보 올려주시면... 많
은도움이됩니다 정말 감사드립니다 행
복한 주말되시길...

고관절 굳음은 넘어짐의 시작

오래 앉아 있거나 움직임이 적어지며 가장 먼저 굳어오는 고관절을 수시로 풀어주는 것을 게을리하지 마세요. 고관절의 굳음은 살그머니 오다가 어느 날 딱딱함이 느껴집니다. 고관절의 굳어짐이 파킨슨 환자의 치명타로 넘어짐의 시작일 수 있습니다.

배를 만져 보다가~

배 어느 부분에서 냉기가 올라오는 부분이 느껴지신다면 그 냉기는 따뜻한 무엇을 해서라도 냉기를 없애야 합니다. 부들부들 따뜻한 배 만들기를 소홀히 하시지 마세요.

무엇으로 내가 좋아졌는지 나빠졌는지 알 수 있을까?

나의 기본 체중을 유지하는 것이 가장 빠르고 간단한 건강 바로메타입니다.

급박뇨, 빈뇨 등의 소변에 갑작스러운 증상이 왔을 때

편안한 마음으로 배꼽 뒤쪽 등에 따뜻한 것을 대시고 편안히 누워 이완을 해 보세요. 생각보다 빨리 개선됩니다.

목이 뻣뻣하고 굳었을 때

엄지발가락의 발톱 밑 발가락 목 부분을 누르다 보면 아픈 곳이 있습니다. 그곳을 아프지 않을 때까시 늘 주물러 보세요. 목이 이상하게 시원해짐을 느낍니다.

무릎 관절 통증으로 아플 때

간수 뺀 천연소금 자루를 만드셔서 전자레인지에 따뜻하게 하여 대 보십시오. 신기하게 통증이 가라앉습니다. 간수를 빼지 않으면 할 때마다 물이 나와 여간 성가시고 잘 되지도 않습니다.

환우들의 체험 이야기

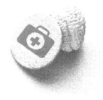

"

환우님들이 직접 올려주신 체험담입니다.

이렇게 소중한 글을 올려주신 환우님들께 감사드리며,

이 체험담이 다른 환우님들께도 큰 도움이 되었으면 합니다.

"

약기운이 갑자기 뚝 떨어질 때

저는 약기운이 떨어져 갈 때, 집에 있는 경우 자전거에 오르락내리락하면서 유튜브 보며 시간을 연장하려고 노력합니다. 외출 시는 약 시간에 맞춰 미리 좀 앞당겨 먹으면 견딜만하고 약 중량도 보류하고 있어요. 추울 때 아파트 계단 걷기도 좋아요. ~^^

— 2013년 확진자 김 모 씨

저는 내 컨디션에 따라 달라지는 것 같아요. 기분이 침체하고 우울할 땐 약효가 더 빨리 소진되고, 몸에 힘도 빠지고 정신도 만사 귀찮아지고, 기분이 좋을 땐 이대로 10년 가야지 하고 다짐도 하고, 내 머리를 쓰담쓰담하며 도파민 힘들게 만드느라 욕봤다고 칭찬도 해 주고, 마음도 '인생 뭐 별것 있나, 이 정도면 되지… 더도 말고 딱 이 정도 만족하며 여행도 가고 재미있게 행복하게 살아야지.' 다짐도 합니다. ㅎㅎ 약이 급격히 떨어지는 날은 항상 기분이 침체되고 우울해요. 어떻게든 업시켜야 되는데, 방법 아시는 분???

— 2013년 확진자 이 모 씨

저는 약기운이 없다고 약 효과가 급강하하는 것은 내 몸이 약에 많은 의존을 하는 상태라는 생각이 들어 일단 순환시키는 데 치중합니다. 반신욕이나 족욕을 꾸준히 하다 보니 좀 급강하가 약해지곤 하면서 약을 늘리지 않았습니다.

— 2009년 확진자 배 모 씨

전 일거리를 만들어요. ~^^

— 2014년 확진자 윤 모 씨

급격히 떨어지는 거는 아직은 잘 모르겠고, 서서히 몸이 어둔하고 좀 느려지면 약효가 떨어지고 있음을 알게 되는 것 같아요. 그럴 때 운동하거나 움직이면 좋아지기도 해요. 저는 가장 하기 쉬운 국민체조를 주로 해서 몸을 움직여 주기도 해요~. 폰을 티브이에 연결해서 언제나 운동 모드로 있는 습관이 있어요.

— 2017년 확진자 이 모 씨

제가 10월쯤 약효가 빨리 떨어져 힘이 들었어요. 그때 제가 한 것 MCT 오일 아침에 한 수저씩 먹고 있었는데, 이걸 하루 세 번으로 늘려 먹었습니다. 그리고 평소 사 놓고 안 먹던 비타민D 한 알, C 세 번 두 개씩 1,000mg을 계속 먹었어요. 한 달쯤 되니까 조금 나아지더라고요. 그게 오일 때문인지 비타민 때문인지 잘 모르겠는데, 한동안 힘들었을 때는 약을 또 올려 먹어야 하나? 생각했는데, 지금 약(파킨슨)은 예전 그대로 먹고, 비타민 챙겨 먹고, 오일은 아침 공복에 한 수저씩 먹고 그런대로 생활하고 있습니다. 암튼 힘든 거는 일단 넘어간 것 같아요. 감사합니다.

— 2008년 확진자 유 모 씨

보행 동결

교감 신경 중 도파민 '아드레날린', '노르에피네프린'이라는 신경전달물질이 있는데, 이중 노르에피네프린이 부족 시 보행 동결이 심하게 온답니다. 이것이 부족하여 기저핵과 흑질로 가는 도파민 경로를 차단 보행 동결이 심하게 오며 세로토닌 생성에 방해하여 우울증과 불면이 온다고 합니다. 정신과 약으로 완화하기도 하는데, 장기 복용 시 신경 전달 물질을 둔하게 만들어 보행에 더 어려움을 겪게 된다고 합니다. 즉, 우리는 급하면 레보도파만 증량할 줄 알았지, 근본적인 원인이 무엇인지 알아볼 엄두조차 내지 못했고, 순간 고통을 잊기 위해 약에 의지하여 보행 동결을 초래해 고용량 레보도파를 증량하는 경우 더 보행의 문제가 온다고 합니다.

결론은 노르에피네프린은 엽산 즉 비타민B12를 섭취해야 합니다. 비타민C도 중요하지만, 보행 동결이 심한 사람 경우 B12를 더 보충해야 한다는 것입니다.

환우들의 체험기

우리 환우들 일상의 애로사항을 들라면, 다 검증된 것 여러 가지 중에서 나는 '진전' 현상을 싫어하기도 하고 안 하려고 신호 위반도 할 때도 있다.

오늘도 일상을 영위하는 가운데, 도로교통 통제신호기 앞에서 멈추어 파란불이 들어올 때까지 제자리걸음으로 어색한 분위기를 커버하다가, 왼발이 먼저 땅을 박차고 나가려고 하는데 말을 안 들어, 자세가 곧 '쓰러질' 자세로 바뀌어 쓰러지기 직전에 앞으로 전진에 있던 오른발을 살그머니 들어 보았다.

웬일이야! 그동안 아무리 애써도 '한 발'도 꿈쩍 안 하던 발이 들려지면서 일보를 전진하여 시동이 걸린 것이다. 아!~ 하! 바로 이것이로구나! 나는 오늘 오전 내내 연습해 보았다. 문제없이 신호등이 있는 네거리를 마음 놓고, 종종걸음 없이 건널 수 있다는 것을 실전으로 입증하였다.

작은 일이지만 기쁘다. 지금 재차 확인하러 또 나간다.

회원 한번 해 보서요! 감사합니다.

—야○마

저는 집에 허들을 설치해서 연습하니 보행 동결이 엄청나게 좋아져서 좁은 곳 외는 동결 없이 잘 걸어요.

—내○○○○레

삼 년 전 어느 날 찻길을 건너려 신호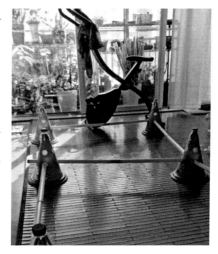
등을 기다리다 파란불이 들어와 건너려
하는데 갑자기 발이 안 떨어지는 것입니
다. 순간 얼마나 당황했는지 이제부터
동결의 시작인가? 외아들 집안에 시집와
서 아들을 얼마나 바라고 첫째를 가졌는
데, 당시는 법에 저촉이 안 되었는지 물
어도 안 봤는데 '아들'이라는 것입니다.
얼마나 좋던지. 그런데 낳으니 딸이었습
니다. 그리는 둘째를 가졌는데 이번에도 안 물었건만 딸이라 합니다. 얼마
나 실망했었는지~. 그런데 낳는 순간 아들이다~라는 말을 듣고는 기절하였
다가 깨 보니 회복실에 와 있었습니다. 둘째를 가지고 길을 가다가 육교에
앉아 있는 구걸하는 사람을 보면서도 당신도 어머니가 아들 태어났다고 얼
마나 좋아하셨을 텐데~~ 구걸하시네~ 별 오만가지 궁상을 떨며 지나가는
남자들만 애달프게 보던 딱 그 심정으로 길을 건너
는 사람들을 바라본 적이 있습니다. 그런데 그 후 나
는 정신을 차리고 나의 긴급 치병 방법을 동원하였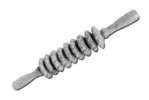
습니다. 나의 긴급 치병 방법은 이완과 배 마사지입
니다. 어느 날 보니 보행 동결 없이 길을 건너기 시작
하더니 아직 다시 나타나지는 않고 있습니다. 감사한 일입니다. 보행 동결
이 나타났다고 너무 낙망 마시고 다시 회복될 수 있다는 마음을 가지시고
나름의 방법을 터득하고 쌓아 보시기 바랍니다. 반드시 한번 나타난 증상이
지속적인 진행만 되는 것은 아니라는 것을 저의 직접 경험담이라 자신있게
말해 볼 수 있습니다.
— 버프람

로열젤리

제가 3년쯤에 허리가 몹시 아픈데 걸음을 걸을 수 없을 정도로 2년 동안 고생하니 별 좋다는 치료를 다 해 봐도 효과가 없던 차, 서울 삼성병원 보행 임상시험에 참가, 치료를 받으니, 조금은 허리가 펴지는 듯했지만, 임상시험 끝내고 재활 치료 2개월 더 받아도 여전히 오래 걷는 게 안 되었어요. 그런데 생각지도 않던 일은 로열젤리를 먹어보라는 권유를 받고, 한번 시도해 봤더니 어디서부터였는지 지금은 완치는 아니래도 많이 좋아진 걸 느껴요. 걷지 못하는 설움에서 벗어난 걸 다행이라 생각하면서 대체의학으로 로열젤리가 나에게 도움이 되었나 싶기도 하고, 운동은 크로스컨트리 600개 롤링웨이스트 200번 집에서 폼롤러로 하고 있어요.

— 2020년 확진자 74세, ㅇ 모 씨

주판 마사지기

아침 이상 운동 증상에 머리 뒤 옥침혈 위에 놓고 도리도리하다 보면 어느 부위에 딱 닿으면 증상이 멈추는 게 신기합니다. 한두 번 그러다 마는 것이 아니라 늘 그러하다 합니다. 아침 이상 운동 증상으로 고생하시는 분들 계시면 한번 해 보셔도 되지 않을까 싶습니다. 등에 놓고 문지르기도 하고 종아리도 툭툭~두들기고, 아주 유용하게 사용하고 있답니다.

16년간의 환자 경험으로 엮은 파킨슨병, 어디 해보자!

낫토 체험(변비)

안녕하세요^^. 9개월 차 초파입니다. 프로바이오틱스와 프리바이오틱스를 공복 시에 6개월 먹어보았는데, 그다지 숙변이 제거되는 느낌은 없었습니다. 그런데 어느 회원분의 추천으로 낫토를 먹게 되었어요. 매일 먹지 않고 이틀에 한 번씩 저녁에만 먹고도 정말 여태까지 보지 못했던 숙변을 보게 되었습니다. 적극 추천하고 싶어요.

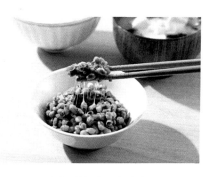

'낫토'를 곁들인 식사

고용량 비타민C

비타민C가 위산을 자극하여 레보도파 흡수를 빨리 지속시킬 수 있다는 설에 레보도파와 함께 복용해 보니 정말 도움이 되었습니다.

> ## 고용량 비타민C 주의 사항
>
> - 먹어서 속이 쓰리신 분은 식사하신 후에 먹기
> - 물을 많이 먹기
> ※ 신장 기능이 약하신 분은 의사 선생님과 먼저 상의하세요.

실내 자전거 체험

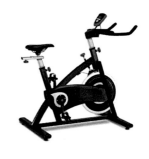

　파킨슨 환자는 누가 언제 아무 때나 "당신은 무슨 운동을 하십니까?" 물을 때 자신 있게 말할 수 있는 운동 종목이 한 개 이상은 반드시 있어야 합니다. 그런 의미에서 실내 자전거 운동을 강력히 추천합니다.

　파킨슨병에 가장 도움이 되는 운동이란 한마디로 말해 몸 전체를 지속적인 움직일 수 있도록 도와주는 것입니다.

　몸의 잔근육이 먼저 굳어가는 것이 파킨슨병의 특징이기 때문에 온몸의 관절 위주로 몸을 푸는 스트레칭은 아주 도움이 됩니다. 하지만 대부분의 파킨슨병 환자는 몸의 좌우 균형이 틀어진 경우가 많음으로, 올바른 자세로 운동을 하지 않을 경우, 오히려 상태가 나빠질 수 있습니다.

　그래서 무엇을 할까를 고민하다가 환우 13분과 같이 실내 자전거 타기에 도전해 보았습니다. '실내 자전거 운동은 최상의 종목이 아닐까?' 생각이 듭니다. 물론 저 혼자만의 생각입니다. 시간과 장소에 제약받지 않게 되는데, 혼자는 잘 안 타게 되거든요. 그런데 같이하니까 억지로라도 타게 되어 좋습니다.

　환우분들도 마음에 맞는 분들과 같이 삼삼오오 모아서 단톡방을 만들어 유튜브에 가면 많은 실내 자전거 타기 동영상이 있으니, 취향에 따라 선택하여 타시고 일주일에 한 번씩은 한 주간의 운동 상황을 일지로 올리며 하면 효과가 좋습니다.

　아래는 지난주 각자 써 올린 일지입니다. 동영상을 올리면 좋겠지만, 유튜브에서 확인해 보시고, 강도와 취향에 따라 선택해서 해 보세요.

월	화	수	목	금	토	일	체중변화	
20*2	15*3	10*4	15*2	20*2	*			자전거타기도 좋지만 이완하는 기분에 쏙 빠졌습니다.
20	20	*	20	20	20	*	48>>45	소감 이번주는 컨디션이 전체적으로 나쁘지 않았습니다 가끔 우울하기도 했지만...잘 정지를 못 하고 사레가 잘 들어서 잘 먹지 못하니체중이 빠지네요
30	30	30	30	20	미술관 관람	헬스장 유무	+1	일주일 타니 허벅지 단단해진 느낌
15	25	5	10	10	5			조금이라도 매일 타는게 발전이라면 발전 ^^ 자전거타기 전보다 분명 다리에 힘이 생겼음.
30	30	30	30	30				매일30분씩하면서 땀흘내려노력하는데 도무지땀이안나요애고---그리고 어제부터 일주일간 여행중이라자전거는 못타고 대신 많이걸 어보려구요
*	30	10	35	30	45		-	운동시 땀이 이처럼 많이 나는 경험은 처음임 빨래가 많아질듯해 작은 건조기 구입 ㅎ 자전거 타기 운동이 제게 최고의 보약입니다
30	완	25	완	완	25			저는 일년중 명절두번이 제일바빠서 연휴기간에 쉽니다 장손 큰며느리거든요 저만 바쁜가요 항상 명절이오면 체력이 고갈되요ㅎ
*	20	필라테스	20	20	15			발목통증으로 자전거 질주 안됨 수시로 자전거 탔음
중단								이번주부터 다시 시작
								허리가너무많이아파서 자전거에올라갔다 내려오기를 반복~~다음주부터는낫지않을까싶네요. 죄송~~^^
20	20	30	30	*	30			다리에 힘이 생김 (자신감 상승)
30	30	30	30	30	20			자전거 반 회원님들 덕분에 힘 나는 한주였어요

월	화	수	목	금	토	일	체중변화	소감	
○	○	○	○	20	○	*	+500	오프와 지침이 좀 줌 무엇때문인지 원인을 파악 중	
발대리 교체 수술로 함께 하지 못함 (다음주부터 함께 할 예정임)									
○	○	○	건강검진	○	○	걷기 5740보		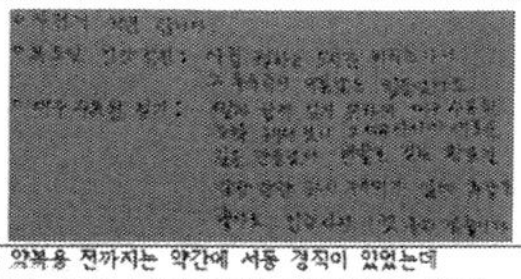	
30	30	*	30	30	30	30		첫 약복용 전까지는 약간에 서동 경직이 있었는데 지금은 증상이 경미해졌습니다 자전거 타는거 대단한 효과가 있는것 같어유 더 두고 살펴봐야겠지요 자전거타는 운동을 우선으로 해봐야겠어요	
○	○	○	○	○	*			토: 모임에 나가느라 못함	
30	○	○	30	*	20		*	무거움	
○	○	○	○	○	○	○		습관이 되어서 해야 몸이 편함	
30	30	*	*	45	45	*	59.8, +1		
30	30	30	30	*	*	*	욕심내서 밟는 속도를 빠르게 했더니 무릎이 아파 금욜부터 쉼		
53.86				27.52		44.13	합계	125.61	야간 라이딩 하심
2:41				1:14		2:18		6:13.	
54	*	*	51	*	*	*	39.9	3일은 일이 있어서 못탐	

운동 상황 일지 기록표

척추뼈의 중요성

천골(엉덩이에 있는 삼각형 뼈)

척추뼈는 크게 흉추, 요추, 천골(선추, 미추) 세 부분으로 나뉩니다. 두개골 봉합선과 척추뼈의 끝(꼬리뼈; 천골)은 1분에 6회~10회 정도 움직입니다. 이는 호흡과 같이 움직이므로 호흡을 충분히 들이쉬고 내쉬면 척추는 올바를 것입니다.

왜 천골을 풀어주어야 하는가? 천골의 움직임은 뇌척수액의 상승과 하강을 도와 뇌 호흡에 큰 영향을 줍니다. 쉽게 예를 든다면, 모델들의 걸음걸이가 천골을 바로 잡아주는 걸음이라 합니다. 요추 2, 3번부터 천골(꼬리뼈) 쪽을 살랑살랑 흔들어 주는 걸음입니다.

천골은 다시 천추와 미추로 나뉘는데, 천추 부분은 감정의 강박관념, 예컨대 욕심이 있을 때, 미추 부분은 사고의 강박관념, 예컨대 정신 안정이 안 된 상태가 되면, 꼬리뼈 끝이 안쪽으로 향해 있어야 합니다. 꼬리뼈가 안쪽으로 말려 있지 않고 일자로 되거나 심하면 바깥쪽으로 뻗게 됩니다. 그러면 뇌척수액의 흐름이 문제가 생기며 뇌 호흡에 큰 영향을 주게 됩니다.

※ 처치 방법
수건을 조그맣게 사각을 접어 꼬리뼈 밑에 놓고 누워 꼬리뼈를 안으로 살짝 밀어주세요. 생각보다 상당히 편안함을 줍니다.

손수건과 전자레인지를 활용한 혈액순환

목 혈관을 따뜻하게 하면 조금이라도 머리 순환에 도움이 될 것 같아서 올립니다. 수건을 물에 적셔서 비닐에 넣어 레인지에 돌려 목에 대고 자다 일어나니, 훨씬 목이 가볍고 머리가 시원했습니다.

한번 해 보시면 어떨까요?

산화질소 체험

나에게 산화질소는 어느 만큼 있을까? 산화질소는 몸 안에서 생성되어 불과 0.1초에서 수 초 만에 사라지는 기체분자이기에 더욱 유지하기가 힘이 듭니다.

검사지를 입에 잠깐 물어서 침으로 색깔 변화를 보는 것인데, 간편하고 해 볼 만합니다. 한 상자에 시트지가 모두 25개가 있습니다. 이런저런 방법으로 나의 수치를 눈으로 보면서 관리하는 방법을 해 보려 합니다.

오늘 파크골프 대회장에 가서 나는 파크골프는 재미를 못 느껴 하지는 않고, 산화질소에 대한 환자들 시트지 실험만 해 보았습니다. 검사 결과, 누구누구 할 것도 없이 다 비슷합니다. 좀 더 많은 데이터를 모아보아야 알겠지만, 오늘 삼십 명 정도는 거의 비슷합니다.

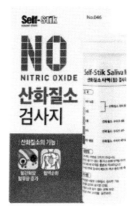

산화질소 농도를 측정하는 목적은 무엇인가요? 산화질소는 최적의 혈액순환을 유지에 도움이 되며 신체에서 생산되는 중요한 분자입니다. 정기적으로 운동을 하거나, 산화질소 생성용 건강기능식품을 섭취하면, 심장혈관 위험 요소 감소에 큰 영향을 미치는 산화질소 수치를 증가시킵니다.

산화질소는 에너지상승, 걱정 완화, 긴장 완화, 숙면 효과, 스트레스 완화, 기분 상승, 통증 완화, 피로 해소, 활동력 증가, 운동력 증가, 집중력 향상, 기억력 향상에 도움을 줍니다. 환우 28명에게 산화질소 시트지를 해 본 결과, 25~100(부족)을 넘는 사람은 한 사람도 없었고, 도리어 고갈 쪽으로는 두 명이나 되었습니다.

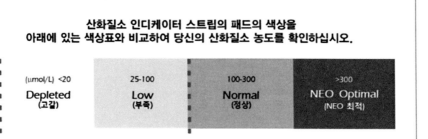

시중에 판매되는 산화질소 정제는 5명 환우분이 복용하여 보았는데, 한 분만 갑자기 오르는 혈압에 도움을 받았고 다른 증상에는 아직은 별 도움이 안 되었다고 합니다.

키토제닉 식이요법(코코넛오일 먹기)

단순히 지방을 많이 먹는 것이 아니라, 열량의 총섭취량은 유지하면서 섭취 비중 가운데 탄수화물(당질)이 들어간 음식을 줄이고, 지방이 들어간 음식을 늘려, 체내 인슐린 저항성을 낮추는 것을 목표로 하는 것입니다.

제가 MCT 오일 또는 코코넛 오일과 기버터에 커피를 섞어 먹는 방탄 커피(검색하시면 많이 나옵니다.)를 마셔보는 데 꽤 효과가 있는 것 같습니다. 드셔 보시고 싶으신 분은 드셔 보셨으면 합니다. 혹시라도 증상의 변화가 있다면 꼭 후기를 올려주셨으면 합니다.

코코넛 오일이 파킨슨병에 좋다는 이론이 많아 환우분들과의 3년 전의 체험에서는 나름대로 효과가 있었습니다. 첫 번째 체험에서는 별 효과가 없는 듯하여 '역시 탁상이론이구나' 하고 실망하였지요. 그래도 아쉬운 마음에 속는 셈 치고, 다시 시도해 본 방탄 커피는 그게 아닌 것 같았습니다. 해 보시고 싶으시다면 해 보시고 효과 있으시면 후기로 올려주시기를 부탁드립니다.

파킨슨병은 상당히 개별적이고 복잡한 병이라 누구에게는 맞고 누구에게는 안 맞고가 아주 극명합니다. 키토제닉 식이요법은 건강한 사람도 건강을 지키기 위해 하는 것이니 한 번쯤 시도해 보시는 것은 어떨까요?

2018년도 10분의 환우분들과 같이 코코넛 오일 먹기 체험을 한 후기와 결과를 정리한 것입니다.

□ **코코넛 먹기 체험 사례 1**

혹시 이 글을 보시고 드셔 보시고 이전과 다른 나쁜 부작용이 생긴다면, 바로 중단하시기 바랍니다. 저는 이 부작용은 설사가 다인 줄 알았는데 의외로 다른 부작용도 나왔습니다. 또한 먹어본 저의 소감으로는 MCT 오일보다는 코코넛 오일이 더 좋았습니다.

□ **코코넛 먹기 체험 사례 2**

저는 계속 저녁 1수저 듬뿍 복용한 지 9일째예요. 맞는지 확신은 없는데, 약효가 길어진 느낌~. 늦게 챙겨 먹을 때까지 별 불편 없음. 날 잡아서 약 시간 시험해 보려고 함.

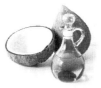

□ **코코넛 먹기 체험 사례 3**

5월 말, 코코넛 오일 복용 시작. / 며칠 후 손 떨림 증상이 완화. / 코코넛 오일은 한

달 좀 넘게 복용. / 계속해서 7월부터 MCT 오일 복용 시작. / 코코넛 오일과 비슷한 효과. 코코넛 오일 복용 후 손 떨림은 무리하거나 배고플 때를 제외하고는 거의 없음.

7/8 체험기. 공복에 오일 복용하던 거 못 먹고 외출. / 잠도 모자라고, 아침 식사도 바나나 하나. / 교회 에어컨이 너무 추워서인지 손이 떨리기 시작함. / 점심 식사하는데 계속 손 떨림 증상이 있어 오후 3시 반경 집 도착하여 MCT 오일 한 스푼 복용. / 손 떨림 증상이 사라짐.

공통으로 있었던 후기로 변비를 개선하였다는 후기가 있습니다.
변비로 고생하시는 분들이시라면 한번쯤 시도해 볼 만합니다.

				변비개선	계속할 생각
1. A	식후 밥수저(2)~3	약 반응 모르겠음			계속할 생각
2. B	두병먹고 중단	불수의가 심해짐	오일을 안먹으니 불수의가 사라짐		앞으로 해야 할지 잘모르겠음
3. C	12일째 먹음	배가 가스 찼었는데 지금 나아짐	별 반응이 없음		계속할 생각
4. D	25일간 먹다 18일부터 중지 티스푼(2 또는3)	오프가 완전히 없어졌다 지금 다시 생김.	숙여진 자세에서 세워진자세로 됨 기운이 전체적으로 좋아짐 수면질이 나빠짐 몽이 뜨거운 증상		계속할 생각
5. E		변비개선			계속할 생각
6. F	복용 이틀만에	왼쪽발 불수의가 60%~70%없어짐			더 강력하게 먹을 의사
7. G	50일 4병먹음 식전 식후 없이 약시간과 겹치지 않게 밥수저로 고봄 가득 3~4회	아침 기상시 떨림이 없어짐 약 세번 먹으며 거의 정상 생활	설사두번	먹는 풀 비위가 상하고 울컥거리고 역겹지만 참음	계속의지 먹기가 역겨워 캡슐로 먹어보았는데 효과가 떨어짐이 느껴져 다시 참고 구역질을 해가며 먹음 음식에 넣어 먹으니 아무래도 양이 적어 그냥 수저로 퍼 먹음
8. H	10일복용 1~2수저 (하루2~3)	약효시간 30분정도 연장 머리가 맑아진 느낌 아침 약복용전 덜 불편	설사 2~3번정도		요리에 넣어 먹음 며칠 안먹었더니 원상태가 됨 계속의지
9. I	4일복용 저녁 밥수저로 음푹한수저	배가 안고픈정도	3일째 두수저 먹었더니 목까지 차고 배가 불편함 별반응 없음		계속의지
10. J	8일복용	3~4일은 부작용은 없고 약효도 빨리 듣고 약효지속 시간이 조금 길어 지고 왠지 기적이 일어날것같은 기분이 들었음	6일째쯤 따뜻한 밥에 김에 코코넛오일을 넣고 좀 많이 먹었더니 헤스꺼리움 해서에 무척 괴로웠음 약간 변비도 있었다 그러다 지금은 괜찮어지고 계속 복용하면좋아질것 같다		계속의지
11. K	하루한스푼	설사 배꼽주위가 아픔	설사 후 약효가 풀고 가벼움을 느낌		계속의지
12. L	아침 저녁 한스푼 3주 정도	용량을 좀 줄이고 컨디션이 좋아지고 떨림 약간 개선된 듯	설사두번		계속의지

양압기

저는 수면의 질을 보기 위하여 수면 다원화 검사를 하여 보았습니다. 제 신체 구조상 턱 부분의 힘이 약하여 똑바로 누워서 자면 밑의 턱이 살짝 밑으로 가라앉아 기도를 눌러 기도 부분을 좁게 하여 코를 골더군요. 자면서 코를 고는 것, 특히 심하게 코를 고는 것은 혹여 잠이 든다고 하더라도 수면의 질이 형편없었고, 잔다고 보기도 어렵더군요. 코를 고는 분이 계시면 반드시 개선이 필요하다고 생각합니다.

저의 경우, 개선하려면 양악수술을 하는 것이라 하여 그것은 할 수가 없어 양압기를 사용합니다. 요즘 양압기는 예전의 것보다 아주 좋아져서 소리도 안 나고 습도 조절까지 가능합니다.

구지봉

휴대용 뜸기입니다.

아침 산책 시 하면서 가면 냄새도 집안에 배지 않고 좋습니다.

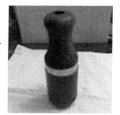

인터넷에 〈구지봉〉이라고 검색하시면 되십니다.

지구촌 아빠님의 특별체험

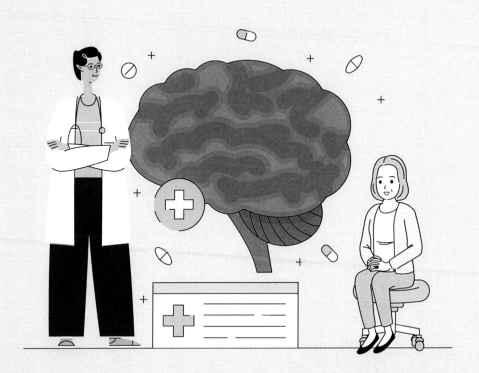

수십 년간
전국의 환우들을 직접 만나며 기록한
생생한 파킨슨 체험 이야기

「지구촌 아빠」님의
파킨슨 환우들을 위한
특별 메시지가 지금 시작됩니다.

지금은 활동을 안 하시는, 후배 환우들의 약 조절에 심혈을 기울이셨던 '지구촌 아빠님'이 책을 발간하게 되면, 실으라는 간곡하신 부탁을 받자와 글을 올립니다.
심혈을 기울이신 주옥같은 조언에 도움을 받으시기를 바랍니다. 환우 천 명 이상을 발로 뛰어 직접 만나고 기록해 놓은 경험담입니다. 다시 한번 '지구촌 아빠, 안병관'님께 깊은 감사를 드리며 글을 올립니다.

— 버프람

약을 어떻게 먹어야 하나,
확진 후 연차별 약 복용법

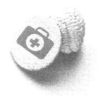

"
선배 환우분들의 노력에 감사하지 않을 수가 없습니다.
그들이 닦아 놓았기에 우리가 이만치라도
갈 수가 있기 때문입니다.
"

1. 초파 분들의 약 먹기

초파 분들이 가장 헷갈리는 게 약을 언제 시작할 것인가, 그리고 한번 먹기가 보통 어려운 게 아닌데 어떻게 복용할 것인가입니다. 이런 고민을 할 수밖에 없는 우리는 어쩔 수도 없는 덫에 걸렸습니다. 몸부림칠수록 더욱 깊은 수렁으로 추락합니다. 세월은 예상보다는 빨리 갑니다. 삶의 질도 생각해야 합니다. 얼마나 더 살겠다고 약을 안 먹고 버티기를 하십니까? 안 먹으면 몸은 더욱 빨리 망가지게 됩니다. 약을 먹는 게 더 오래 살 수가 있습니다. 저 같은 경우는 진단받은 날부터 약을 먹기 시작했습니다. 시네메트 300, 미라펙스 0.5를 하루 3회, 저녁엔 미라펙스 서방정을 0.75~15씩 먹었습니다. 그래도 누구 한 사람 조언해 주는 분이 없었습니다.

그래서 초파인 제가 나섰습니다. 얼마나 공부를 했겠습니까? 여러분, 약을 드시면서 투병하세요. 초기부터 발목 치기와 발목을 풀어주는 족욕은 꼭 하세요. 그리고 걷기 등을 꼭 하세요. 제가 파킨슨병 환우들을 최소한 5,000명 이상을 봐온 사람입니다. 한 사람 한 사람을 주의 깊게 살펴봐 온 사람입니다. 여러분 중에 공부도 많이 하신 분들도 많이 계실 겁니다. 이분들이 후에 가장 많은 후회를 하게 됩니다. 너무나 합리적인 분들입니다. 초대형 의사분들을 죽는 순간까지도 믿거든요. 믿지 말아 달라는 게 아닙니다. 주위의 말에도 귀를 열어야 합니다. 주위에 분들도 확실히 아는 거만 조언하시구요. 알지도 못하는 걸 아는 체해서는 안 됩니다. 정확한 정보가 아닌 것을 조언해서는 독이 됩니다. 그리고 약을 먹을 때나 올릴 때는 깊은 산속에서 호랑이와 단둘이 마주친 것처럼 신중하고 무서워하세요. 초파 때부터 두려워하세요.

왜 제가 이런 말씀을 드리는지는 세월이 가면 압니다. 여러분들은 파킨슨병이 뭔지도 모르는 분들입니다, 모르면 글을 올리세요. 오늘도 좋은 날입니다. 모든 환우분과 가정과 자녀 손주 손녀들까지 복에 복이 넘치시는 가정들이 되시길 신께 기도드립니다.

2. 약 먹는 방법 3~4년 차

이 시기는 여러 가지 파킨슨병의 증세가 나타나기 시작합니다. 갑자기 배가 아프거나 꼬이거나 다리, 등, 어깨, 허리 아주 괴롭히는 증세가 곳곳에서 나타납니다. 또한 소변이 갑자기 마려우면 참을 수 없을 만큼 힘이 듭니다. 저도 여러 번 양복에다 실례를 했습니다. 그러나 모든 것이 오래가지는 않

16년간의 환자 경험으로 엮은 파킨슨병, 어디 해보자!

습니다.

다시 정상으로 돌아옵니다. 물론 1년이 갈 수 있고, 더 갈 수도 있지만, 발목이 아프다는 것만은 변치 않고 갈수록 더해만 갑니다. 초기에 이것을 누구도 가르쳐 주는 사람이 없었습니다. 당연한 것을 누구도 말해주지 못했습니다. 우리는 누구나 차이만 있을 뿐, 우울증을 앓고 삽니다. 그럴 수밖에 없는 것이 뇌의 흑질 사멸로 인해 병이 나타나기 때문입니다. 그러나 제일 고통스러운 것은 발목이 아프다는 것입니다. 먹는 약 레보도파가 몸에 그대로 쌓이는 것입니다. 2~3%만이 소화되고(뇌로 올라감), 나머지는 우리 몸에 그대로 쌓입니다. 그러니 직립 보행을 하는 인간만이 고스란히 당하는 것입니다.

또한 우리에게는 누구나 정도의 차만 있을 뿐, 우울증을 수반합니다. 뇌의 흑질이 부족하므로 오는 당연한 결과입니다. 햇볕을 많이 쬐는 게 중요한 것입니다. 햇빛이 없거나 장마철 겨울철 습기가 많은 날에는 몸이 좋지 못합니다. 컨디션이 엉망이지요, 모든 걸 감안해서 생활해야 하며 환자답게 살아야 합니다, 항상 비환우처럼 살면 그때야 좋겠지만, 후에 혹독한 대가를 치러야 합니다. 비환우들의 70~80%의 컨디션을 유지하세요. 그래야만 오래갑니다.

제가 말한 것처럼 가늘고 길게 사시길 부탁드립니다. 짧고 굵게 사신다고요? 그런 거짓말이 어디 있어요? 누구나 죽는 것이지만, 고통을 받고 살고 싶지는 않아요. 약을 많이 드시면 그때야 좋지만, 얼마 안 가 큰 후회를 하게 됩니다. 우리가 먹는 레보도파가 곧 마약과 다를 것이 없습니다. 마약을 많이 먹어 좋을 게 있나요? 다시 한번 말하지만, 약 먹는 방법을 배우세요.

제가 말한 것, 즉 글의 내용이 설명서가 될 겁니다. 믿거나 말거나 제 나름으로 약용량을 정해 봅니다.

이 시기의 약용량은

아침 7~8시 마도파 75, 미라펙스 0.25

1시~2시 마도파 100, 미라펙스 0.25

저녁 7시 이후 마도파 75, 미라펙스 서방정 0.375 정도 드세요.

3. 약 먹는 방법 4~5년 차

5년이 지나면 파킨슨병이 얼마나 무섭고 괴로운 병인지 알게 됩니다. 파킨슨병의 대표적인 진전(떨림), 경직 강직(굳음), 서동(느림) 더 지나면 동결(발이 땅바닥에 붙는 듯한 현상) 본격적인 파킨슨병의 맛을 보게 됩니다. 육체적인 고통도 힘들지만, 정신적인 고통 또한 못지않습니다. 충동 조절이 안 되는 분, 편집증, 갖가지 중독 현상들, 본인도 모르게 중독되어 갑니다. 약의 부작용입니다.

대부분의 환우가 겪는 어려움이지만 아직 이 시기는 큰 어려움 없이 잘 편하게 보내는 편입니다. 그중에 정신적으로 자신이 무기력해지고, 사는 게 무엇인지, 마음이 한없이 피폐해지기 쉽습니다. 그리고 대부분의 환우가 공통으로 겪는 현상은 많은 변화가 시작되는 시기이므로 어찌할 줄 모르는 게 안타까운 사실입니다. 항상 말하지만, 의사 선생님 말만 너무 맹신하지 마세요. 본인이 본인 몸을 잘 압니다. 몸의 변화가 심하게 오는 분, 느리게 오는 분, 각자 다르게 천차만별로 오는 시기입니다. 개인의 편차가 심할 때입니다. 약도 단순합니다. 먹는 방법을 배우셔야 합니다. 병이 깊어질수록 이보다 더 중요한 것은 없습니다. 10여 년이 흐르면 누구도 조언해 줄 사람이 없습니다. 제가 다음 편에는 약을 먹는 원리를 쓰겠습니다. 직업을 가진 가장들이나 여성분들도 직장에서 드러내지 않으려고 노심초사하는 시기입니다.

그러니 약을 더 먹을 수밖에 없는 딱한 처지에 빠지기 쉽습니다. 후에 오는 후유증은 도외시한 채, 약의 종류만 늘어갑니다. 저는 18년이 흘렀지만, 2가지만 먹습니다. 다른 약을 먹어야 할 이유가 없습니다.

환우 여러분 물론 직업을 가져야 할 이유가 충분히 있음을 압니다. 그러나 물론 직업에 따라, 직급에 따라 다름도 압니다. 그러나 약의 종류만큼은 알고 드세요. 내일 약 먹는 원리를 쓸 테니 잘 읽어 보세요. 그대로만 원칙을 세워놓고 플러스, 마이너스만 하면 됩니다. 부족하면 조금 더하고 남으면 빼고 그런 원리만 알면 아주 간단한 것입니다. 초등학생 정도의 두뇌만 되면 됩니다. 다른 때는 안 읽어도 내일은 꼭~~, 읽으세요.

이 시기의 약은
아침 7~8시 마도파 75, 미라팩스 0.5
1시~2시 마도파 100, 미라펙스 0.25~0.5
저녁 7시 이후 마도파 75, 미라펙스 서방정 0.75
이렇게 드시고 부족할 시는
플러스 마도파 50 정도 하세요.

---

4. 약 먹는 방법 6~7년 차

이 시기의 환우들은 대부분이 허니문 기간이 끝나고, 파킨슨병의 괴롭힘을 맛보는 시기입니다. 파킨슨병의 괴로움이야 너무나 광범위해서 다 기록할 수가 없습니다. 직장에서도 아픈 것이 들통나기가 쉽습니다. 오픈할 것인가 말 것인가 주위에도 마찬가지이며, 가정에서의 위상도 한없이 작아집니다.

여태까지는 가정에서의 위상이 남녀를 떠나 기둥 같은 역할을 했다면 지금은 가정의 근심이 되어 갑니다. 이 시기는 본인은 자각하지 못하지만, 옛날의 자신이 아니지요.

모든 일에 걱정을 끼치는 일을 하게 됩니다. 본인은 부인하지만, 남들은 압니다. 남자들은 직장에서는 옛날의 경험을 바탕으로 또한 그 나이면 직장에서의 직급이 높은 편이라 일을 적당히 할 수 있지만 졸병이라면 견디기가 힘듭니다. 그리고 이 시기가 중요한 것은 약의 중요함을 백 번 강조해도 부족하나, 이 시기는 레보도파보다도 효현제가 더 나빠지는 시기입니다. 여태까지는 레보도파가 더 나쁘지만, 지금부터는 효현제를 조심해야 합니다.

대부분의 망상이나 조절 장애 환시 등은 대부분 효현제가 문제입니다. 약이란 약들은 모두 부작용이 다 있습니다. 그러나 부작용 보다 작용이 더 크면 좋은 것이지요. 그러나 사람이 망가지는 이런 것들이 약의 부작용이니 조심 또 조심해야 합니다. 사람마다 달라서 약의 내성이 강한 분들과 또 약한 분들이 있습니다. 약의 통도 다릅니다.

어느 분은 약을 많이 먹어도 흔들리지 않는 분(불수의)이 있지만, 어느 분은 약을 적게 먹는데도 흔들거리고(불수의) 그래서 그것 역시 자랑하거나 위축될 필요가 없습니다. 그리고 이때 빠른 분들은 여태까지의 다른 약이 안 듣는 단점이 있습니다. 약을 먹어도 올라오지를 않는 희한한 경험을 맛보게 되는 것입니다. 그래서 자기 몸이 얼마나 망가져 있는가를 깨닫게 됩니다.

그 시기는 또한 파킨슨병의 후유증으로 한 가지 이상씩은 몸을 괴롭히는 병이 나타납니다. 정신적으로도 시달리는 경우도 흔한 일이 되어 갑니다. 그러나 약만 잘 맞추어 먹으면 멀쩡합니다. 그래서 약을 먹는 법을 배우라고 기회 있을 때마다 외치는 것입니다.

이 시기의 약 먹는 방법도 4~5년의 방법과 크게 다르지 않습니다.

아침 7~30분
마도파 75~100, 미라펙스 0.5
1시~2시 마도파 125, 미라펙스 0.5
5시~6시 마도파 100, 미라펙스 서방정
0.75 늦게 마도파 50, 미라펙스 0.25를 드시게 되면 드세요.
하지만 많이 먹을 필요는 없습니다.

5. 약 먹는 방법 7~8년 차

이 시기는 많은 분이 on off를 겪는 암울한 시기입니다. 제가 항상 이야기 하듯이 약이 넘치면 불수의, 모자라면 off입니다. 이때는 대부분의 환우가 파킨슨병에서 파생되는 여러 가지 문제로 인해 많은 생각에 잠기며 고민하기 시작하는 시기입니다.

자신의 장래 문제를 이제야 걱정합니다. 중요한 문제들을 닥쳐서야 걱정합니다. 물론 걱정해 봐야 뾰쪽한 방법이 있겠어요? 하지만 닥쳐봐야 알겠지만, 앞서가는 경험자가 "1km 앞에 낭떠러지가 있으니, 돌아가세요." 하면 말을 듣는 지혜가 필요합니다. 그런데 꼭 그걸 확인해야만 하는 어리석은 사람들이 꼭 있습니다. 그래도 아직은 그럭저럭 잘 견뎌 왔습니다. 즉, 변곡점에 와 있는 것입니다. 이때 가장 중요한 것은 누가 뭐래도 약을 잘 먹어야 합니다. 잘못하면 천 길 낭떠러지로 떨어집니다. 이 시기는 약의 양이 잘못하면 한없이 올라갑니다. 저는 이 시기까지 10년 동안 레보도파 제제 300으로 처음에 먹는 양을 복용했습니다. 힘들면 힘든 대로 참았습니다. 저는 환자가 환자답게 살기로 작정하고, 약을 이떻게 먹을 것이가 고민하고 또 고민했던 것입니다.

우리가 여러 가지 방법을 취하지만, 약을 먹어야 생활이 되는 우리입니다. 마약 같은 약을 먹지 않고는 얘기가 안 됩니다. 마약 같은 약을 어떻게 먹을 것인가? 깊이 생각해야 합니다. 이때는 약의 종류에 연연해서는 안 되는 분들이 나타나기 시작합니다. 빠른 분들은 항콜린제를 생각해 봐야 합니다.

약에 편견을 가져서는 안 됩니다. 물론 약을 깨끗하게 먹는 게 좋습니다(간단하게). 그러나 잠을 도저히 못 자는 분들은 리보트릴 같은 약한 항콜린제를 드세요. 우울하시면 우울증 약을 드세요. 물론 안 드시는 게 좋지만, 항콜린제가 좋은 점도 있습니다. 약효가 길어지며 다리에 힘이 들어갑니다. 먹는 게 좋은지 안 먹는 게 좋은지 우리는 알 수 없으나, 제가 국내의 최고 권위자이신 전 선생님께 여쭤봤습니다. "항콜린제를 어떻게 생각하세요?" 물으니 괜찮다고 하셨습니다.
"도움이 되는 건 괜찮습니다." 하시고 혈압약, 당뇨약을 예로 들었습니다.

끝으로 약의 양은 5~6년 차를 참고하시고, 각 개인에 맞게 가감하세요.

6. 약 먹는 방법 9~10년 차

이번은 9~10년 차를 쓰겠습니다. 이 시기는 파킨슨에게 서서히 무너져 가는 시기입니다. 이건 정말입니다. 누구에게 의지해야 하는 가장 연약한 몸이 되고, 정신적으로 많이 지쳐감으로써 병이 진짜로 무서워지는 시기이죠. 누군가에게 의지해야 하고, 의지하고 싶은 그런 때, 의지할 사람이 한 사람도 없는 사막에 버려진 심정이랄까? 그때는 의사 선생님이 가장 필요한 시기지만, 선생님은 안 계십니다,

의사 선생님두도 신경을 안 써줍니다. 선생님도 모른다는 표현이 맞을 겁니다. 방법이 없다는 거지요. 너무나 복잡하고, 때로는 약도 갑자기 듣지 않고, 심한 통증에 시달립니다. 또한 평소에 약을 무서워하지 않은 분들은 혹

독한 시련을 겪는 경우가 흔합니다. 또 그런 분들의 공통점은 약을 전혀 모른다는 공통점이 있습니다. 옛날에는 약을 서로 정보도 교환하고 서로에게 도움을 주는 따뜻한 인간미가 있었습니다. 지금은 약에 대해 잘 안다는 저도 함부로 약에 대해서 글도 못 쓰고 말도 함부로 못 하는 경우가 많습니다.

그런 분들의 말은 참 좋습니다. 의학을 공부했나요? 할 말이 없습니다. 약을 20년 가까이 먹은 사람이 약에 대해 모르겠습니까? 부작용을 모를까요? 무슨 약을 먹으면 어떤 현상이 일어나는 걸 모를까요? 흔히 말합니다. 사람마다 증세가 다르다고. 정말일까요? 맞는 말 같지만 틀린 겁니다. 파킨슨 환자가 어디가 아프든지, 왜 약이 안 듣는지, 정서적(정신적인 면) 부분이 다를지라도 고통을 당하는 것은 같습니다. 망상, 조절 장애 편집증 등 다를지라도 똑같은 게 아닌가요?

이 시기에는 다시 강조합니다. 자신의 약은 자신이 먹을 줄 알아야 합니다. 그렇지 못하면 요양원에 가야 합니다. 집안에서 누가 돌봐줄까요? 배우자? 그분도 늙고 병듭니다. 누가? 며느리? 딸? 꿈도 꾸지 마세요. 대소변을 받아줄까요? 돈이 많아도 쉽지 않습니다. 약을 본인이 먹을 줄 알면 오랫동안 견딥니다. 저를 보세요. 18년이 넘었지만, 상태가 좋은 편입니다. 약 먹는 법을 알기 때문입니다. 꼭 배우세요. 그 길만이 오랫동안 건강을 유지할 수 있어요. 이 시기는 약을 5~6회로 늘려 먹어야 합니다. 왜 그러느냐. 불수의 때문입니다. 약은 양도 중요하지만, 연결이 가장 중요합니다.

아침 7시 마도파 75, 미라펙스 0.5

9시 40분 마도파 125, 미라펙스 0.5

12시 30분~1시 마도파 100, 미라펙스 0.5

4시 마도파 100, 미라펙스 0.5

7시 30분 이후 마도파 75, 미라펙스 서방정 0.75

이렇게 드세요. 이런 연차에 있는 분들은 한 번 시험해 보세요. 이 양이면 거의 맞습니다.

7. 약 먹는 방법 10~12년 차

이번에는 10~12년 정도의 환우들을 위해 쓰겠습니다. 이 시기는 참으로 어려운 시기입니다. 불수의와 off에 시달리기 시작합니다. 어쩌면 이런 것들마저 사치인지도 모릅니다. 레보도파는 한없이 올라갑니다. 500을 먹던 사람이 1,000까지 올라가는데 얼마 안 가서 무너집니다. 그럴 땐 얼마나 황당할까요? 통증도 심하게 옵니다, 정신적으로도 혼란이 옵니다.

꿈인지 생시인지 구분이 안 됩니다. 꿈에서 했던 일들이 현실에서 그대로 재현됩니다. 물론 안 그런 분들도 가끔 있습니다. 그렇다고 그분들은 아무런 일이 없는가? 그렇지 않습니다. 그런 분들도 한두 가지는 모두 갖고 있습니다. 편집증, 환시, 환청, 감정조절 장애 등 수많은 증세에 시달립니다. 본인들은 이런 글을 쓰면 나는 안 그런다고 항변할 겁니다.

그러나 모든 것이 옆에서 보는 분들이 더 정확하게 볼 수가 있거든요. 거의 많은 분이 정상인의 눈으로 보면 바보 수준입니다. 물론 안 그런 분들도 밤에 뉘만큼 있습니다. 나 같은 사람들이죠. ㅎㅎㅎ. 이때 잘못하면 요양원 가기 딱 좋은 시기입니다. 약도 들었다, 안 들었다 하지요. 본인이 약을 못 맞춰 먹으면 끝입니다. 누가 맞춰주나요? 그래서 본인이 약에 대해 모르면 꼼짝 못 합니다. 제발 약 공부 좀 하세요. 이 시기의 약은?

아침 6~7시 마도파 100, 미라펙스 0.5

9시 40분 마도파125~150, 미라펙스 0.5

12시 20분 마도파 100~125, 미라펙스 0.5

3시 30분 마도파 100, 미라펙스 0.5

6시 30분~7시 이후 될 수 있으면 늦게, 마도파 100, 미라펙스 0.5

8. 12년부터 15년까지 오래된 환우들의 약 먹는 법

이 시기의 환우들은 파킨슨병에 관해 의사 선생님 못지않은 지식을 갖고 있습니다. 이때는 책에 나와 있는 내용과는 전혀 딴판입니다. 이때는 의사 선생님들도 환자 의견을 많이 반영해 줍니다. 환자 자신이 자기 몸을 제일 잘 알기 때문입니다.

이 시기의 환우들은 잠자리가 제일 불편합니다. 잠을 못 자기도 하지만, 안 잔다는 표현이 더 설득력이 있을 것입니다. 악몽과 자고 일어날 때의 더러운 기분 때문입니다. 그리고 이때는 정신적으로 한없이 무너지는 분들이 너무 많습니다. 특히 자신을 제어하지를 못하는 분들이 너무 많습니다. 그러다 보니 집안에서 위상이 말이 아닙니다. 신뢰는 땅에 떨어지고, 옛날의 추상같은 위상은 간 곳 없이, 힘없는 늙은이에 불과합니다. 이때부터 가족들이 여기저기 요양원 등을 알아봅니다. 환자 자신이 알면 뒤로 까무러칠 사건이지만 엄연한 현실입니다.

내가 옛날에도 언급했지만, 팔 힘을 꼭 길러 놓으시길 부탁드립니다. 팔 힘은 우리에게 너무나 절실하고 중요한 것입니다. 자고 일어날 때 팔에 힘이 없으면 일어날 수가 없어요. 팔에 의지해서 엎드려서 일어나야 합니다. 우리 몸을 의지해야 할 곳은 팔의 힘뿐입니다. 이때는 약의 한계가 이미 지나가고 있습니다. 그래서 약을 상대적으로 적게 먹는 시기입니다. 그 대신 정신력이 필요한 때입니다. 정신력이 얼마나 중요한 것인지 말로 표현이 안 됩니다. 정신을 바짝 차리지 않으면 갈 곳은 한 군데 요양원 밖에는 없습니다.

먹는 약을 자신이 못 맞춘다는 건 끔찍한 재앙입니다. 의사 선생님을 믿지 마세요. 그 시기까지 돌봐주는 의사 선생님은 없을뿐더러, 신경도 안 써 줍니다. 오래된 환자 아니라도 차고 넘치는 게 환자니까요.

9. 약 먹는 방법 13~15년 차 이후

이 시기는 참으로 많은 분이 어려움을 호소합니다. 이때의 어려움은 말할 수 없습니다. 이때의 정신력이, 그야말로 정말 중요합니다. 모든 사람이 다 그렇지는 않겠지만, 몸의 변화가 주기적으로 변합니다. 강한 정신력으로 극복하지 못하면 무너져 버리고 말 겁니다. 몸이 변하는 데 주기적으로 변하는 것입니다. 통증도 신체에서 나오는 게 아니고 정신에서 나옵니다. 그 시기는 정신력이 매우 중요합니다. 대부분의 환우는 우울증을 겪고 있습니다. 그로 말미암아 오는 증세가 참 힘든 시기입니다. 매일 병과의 전쟁뿐 아니라, 정신력의 싸움 같아요. 이때 정신을 바짝 차리지 못하면 천 길 낭떠러지로 떨어집니다.

주기적으로 찾아오는 병의 변화 때문에 매일 새롭게 대처해 간다는 게 얼마나 힘든지요. 파킨슨병의 증세만도 힘든데, 정신적인 문제까지 힘드니, 강한 의지력이 없이는 극복하기가 만만치 않아요. 그런 걸 모두 이겨내려면 첫째로 체력이 버텨내야 합니다. 대부분이 체력을 필요하는 것들이 많아요. 그러니 우선 체력을 키워야 합니다. 그리고 대부분의 환우가 통증을 호소합니다. 약에만 의존하지 마시고 어느 정도는 참을 수도 있어야 합니다. 약에는 한계가 있습니다. 이 병은 밥만 먹으면 밖으로 나가야 합니다.

그리고 미친 듯이 걷고 움직여야 삽니다. 집에만 있으면 우울해지고 금방 나빠지는 게 이 병입니다.

저는 아침밥만 먹으면 밖으로 나가 돌아다닙니다. 하루에 15,000~ 17,000보를 걷습니다. 그것도 일부러 극한 곳곳으로만 걷습니다. 우리 환우들이 어려워하는 좁은 곳이나, 또는 에스컬레이터 등을 뛰어다닙니다. 계단도 2개씩 건넙니다. off가 와도 동일한 행동을 합니다. 걷는 것도 비환우들과 같이 걸으려고 애를 씁니다. 뒤떨어지지 않으려고 경쟁합니다. 그런 노력이 있어 아직도 종종걸음을 잘 걷지 않습니다. 이 시기는 누구에게 배울 사람도 없으려니와 혼자 몸으로 체득해야 합니다.

10. 말도 안 되는 약 먹는 방법 15~20년 차

우선 숫자에 놀라는 분들과 어떻게 지금껏 견디어 왔을까? 의아하고 어떤 분들은 경의를 표하는 분들도 있을 겁니다. 저 역시 지금껏 견디어 오신 그분들께 경의를 표하면서 나에게도 '잘했습니다~!!' 칭찬해 주고 싶어요.

제가 초기에 다짐하고 또 소원이 20년을 살고 싶었어요. 약으로 10년, 수술로 10년을 말이죠. 40대에 왔으니 참 억울하고 화가 많이 나더군요. 4~5일만 근심하고 내가 이 병을 이기지는 못하더라도 개선해서 가늘게 길게라도 살고 싶었습니다. 그래서 전국의 환우들을 직접 찾아다니면서 공부하고, '어떤 환우는 이렇고 저런 환우는 저렇구나.' 밥만 먹으면 파킨슨 밖의 일은 관심도 없었습니다. 그때부터 매달 3~4백만 원씩 경비를 들여가며 다녔고, 공부했습니다. 그 결과 내 나름의 파킨슨 약 먹는 방법을 터득했고, 내 나름의 매뉴얼을 만들었다고 자부합니다.

전 2년 조금 안 되지만 DBS 수술도 했습니다. 기계를 본 적도 없습니다. 수술도 제가 판단하기에 많은 분이 마지막으로 수술을 택하는 걸 너무 많이 보았습니다. 그 결과, 예후가 썩 좋은 분들은 많이 보지 못했습니다. 저는 그전부터 생각하기를 '좋을 때 하자~' 하는 마음으로 항상 지내왔으니까요. 그래서 약이 내가 원하는 만큼의 몸이 안 될 때, 직접 찾아가 수술하겠노라고 말씀드리고, 이틀 만에 입원하고 수술했어요. 그리고는,

"수술 위에서 전압을 조절하는 기계를 저에게 직접 주십시오. 제가 맞추겠습니다."

하고 부탁했더니, "무슨 소리냐?"라고 황당해하시더군요. 그래서 끝까지 우겨서 제가 피눈물을 흘리며 6개월이 넘게 걸려 맞췄습니다. 어차피 난치병인데 내 몸은 내가 제일 잘 안다는? 무식함? 용기? 무모함 같은 제 성격도 한몫했다고 생각합니다.

> 이 시기의 약 먹는 방법은 알아서 먹으라는 것입니다. 이 시기까지 본인이 직접 약을 먹지 못하면 안 됩니다. 오랫동안 약을 먹던 분보다 누가 더 잘 안답니까? 그 시기의 변화무쌍한 몸의 변화를 어느 의사 선생님이 알 수 있겠어요??

이 시기의 약을 의사 선생님께만 의지한다는 건 무책임의 극치입니다. 약의 양도 현저하게 줄어듭니다. 약을 담는 그릇이 짧아지기 때문입니다. 이 시기의 양은 대부분이 600을 넘지 않습니다.

제가 폰을 교체하는 과정에서 사용 미숙으로 15일 동안 헤매느라 글을 쓰지도 카페에 들어오지도 못했습니다. 여러분 건강하시고 새해 복 많이 받으세요. 명절도 잘 보내시기를 기도합니다.

— 지구촌 아빠 올림

부록

부분적으로 알고 있어야 할 알짜 상식

파킨슨병 장애등급 받기

Q & A

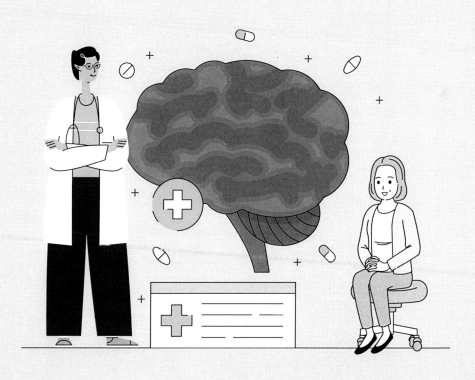

부분적으로 알고 있어야 할 알짜 상식

상식 1. 파킨슨병과 파킨슨증후군

파킨슨병에는 흔히 말하는 보통의 파킨슨병(특발성 파킨슨)과 파킨슨병과 유사한 파킨슨증후군이 있습니다. 초기의 증세가 비슷하여 파킨슨이라는 공통 단어를 사용하고 있지만, 파킨슨병과 파킨슨증후군은 병의 기전은 엄연히 다릅니다. 같은 점이 있다면, 레보도파가 효과가 있는 파킨슨병도 서동, 강직, 떨림의 운동 증상을 제외한 "비운동 증상은 증후군과 별반 다를 것 없이 답답하기는 마찬가지"라는 것뿐입니다.

파킨슨병의 증상에는 병 자체에 의해 나타나는 고유한 증상과 약물 치료 이후에 나타날 수 있는 증상 등 여러 가지가 있습니다. 특히 소변 증상(야간뇨, 뇨), 후각 이상, 변비, 기억력 저하, 우울감, 불안, 불면 등의 증상은 전체 환자의 반수 이상에서 매우 흔하게 나타나는 증상으로, 일부에서는 운동 증상보다 이러한 증상들이 환자들을 더 힘들게 만들 수도 있습니다. 또한 냄새를 잘 못 맡는 것이나 생생한 꿈(렘수면 장애), 우울, 변비 등 일부 증상들은 파킨슨병의 운동 이상 증상이 나타나기 전부터 환자들에게서 이상을 보이기도 합니다. 이런 이상 증상은 조기에 병을 확인하는 데 도움이 되기도 합니다.

상식 2. 흑질

흑질은 보상과 운동에 중요한 역할을 하는 중뇌에 있는 기초 신경절 구조입니다. 여기서 보상이라 하면 흔히 감각적인 쾌락만을 떠올리지만, 성취감, 희망, 이해받고 통하는 느낌, 자연에 대한 교감, 안전 등 여러 가지 동기를 부여하고 색채를 더하는 보상이 여기에 속합니다. 생명체는 자신에게 유익한 보상을 추구해 왔습니다.

상식 3. 뇌 호르몬 이야기

기분, 무엇에 의해 결정되나? 이동환 교수의 말에 따르면, 뇌에서 일어나는 생화학적 반응으로 결정되고 그 역할을 뇌 호르몬이 한다고 합니다. 수시로 분비되는 행복을 관장하는 세 가지 호르몬은 역할은 비슷하지만, 조금씩 다릅니다.

엔도르핀은 웃을 때 나오는 뇌 호르몬으로, 즐거움을 주면서 호르몬이 나옵니다.

세로토닌은 마음이 편안해시고 안정이 되는 호르몬으로, 따뜻한 햇볕이나 숲속을 거닐 때 많이 나오는 것인데, 이 세로토닌이 그냥 사라지는 것이 아니라 한번 나온 다음에 이것이 멜라토닌으로 바뀝니다.

멜라토닌은 우리를 편안하게 잠을 자게 해 주는 아주 중요한 호르몬입니다. 햇볕을 쬐는 것 자체가 세로토닌을 만들고 세로토닌이 멜라토닌으로 활성화되어 잠을 잘 자게 됩니다. 그래서 수면을 위해서는 낮에 햇볕을 쬐는 것은 아주 중요합니다.

도파민은 우리가 의욕을 갖게 하고 성취감을 느끼게 합니다. 매일 일상적으로 똑같은 일만 하게 되면 점차 도파민이 줄어들게 됩니다. 도파민이 많이 나오는 방법은 새로운 것을 접할 때 많이 나옵니다. 이 도파민은 더 활동적으로 성취감을 느끼게 만든다는 것입니다. 새로운 책을 읽거나, 새로운 사람을 만난다거나, 새로운 공부를 계속한다거나, 새로운 것을 자꾸 하시면 됩니다.

상식 4. 뇌 피로도 자기 진단법

① 눈이 건조하고 눈부심이 있다.

② 갑자기 입 냄새가 심해졌다.

③ 평소처럼 먹는데 소화가 안 됩니다.

④ 배가 묵직하고 아픈데 화장실 가기가 힘들다.

⑤ 예전과 다르게 열이 많아졌다.

⑥ 잠잘 때 식은땀을 흘린다.

⑦ 목이나 어깨가 자주 결린다.

상식 5. 교감 신경이 활성화되면

① 교감 신경 활성화로 위와 침의 분비가 억제되어 소화가 잘되지 않습니다.

② 교감 신경의 활동으로 장과 방광 운동이 제대로 되지 않아 배변이 어렵게 됩니다.

③ 교감 신경 활성화로 동공이 확장되면 과도한 가시광선이 들어와 눈이 부시게 됩니다.

④ 교감 신경의 활성화로 침샘이 마르게 되어 입 냄새가 나게 됩니다.

⑤ 시상하부의 활성화로 체온과 땀 분비의 문제가 생겨 식은땀이 나고 체온이 올라갈 수 있습니다.

⑥ 스트레스 호르몬의 분비가 활성화되어 어깨와 등, 목 주변의 골격근을 긴장시켜 어깨, 목, 등 결림도 뇌 피로도와 관계가 있습니다.

상식 6. 치료는 효험이 있어야

"
그러나 아무리 해도 효험이 없는 사람이 있습니다.
어떤 사람일까요?
"

첫째, 땀이 나지 않는 사람입니다. 땀이 나지 않는 사람은 혈이 막혀있습니다. 찜질방을 가도 땀이 나지 않는 사람은 땀을 배출하는지를 확인해야 합니다.

둘째, 불면증이 있거나 늦은 시간(1~2시경 이후)에 자는 사람입니다. 불면증이나 늦은 시간에 잠을 청하면 기본적으로 소화가 안 됩니다. 소화의 기능은 잠이 들었을 때 일어납니다.

셋째, 식사 시간을 항상 늦은 시간에 하는 사람입니다. 항상 저녁 식사를 9시~10시에 하면, 거의 소화 불량이 일어납니다. 그런 분에게는 무엇을 먹어도, 또 어떤 치료를 해도 효능이 떨어집니다.

넷째, 물을 먹지 않는 사람입니다. 몸속에 물의 적당량이 있어야 하는데 물이 부족하면 살이 축 처지는 현상이 일어납니다. 물이 부족하고 살이 축 처진 사람은 치료의 효능이 월등하게 떨어집니다.

파킨슨병 장애등급 받기

뇌병변장애인 등록을 위한 장애등록심사 구비서류

❑ 세부유형 : 파킨슨 질환

구비서류	필수 기재사항 및 종류
1. 장애정도 심사용 진단서	- 최근 1년간의 증상을 관찰한 중증정도, 약복용 종류 및 기간, 약 복용 전·후 증상 등을 구체적으로 기록하고 그에 따른 장애상태 기재
2. 소견서	- **뇌병변장애용 소견서(규정서식 사용)** ※ 파행보행 양상, 진전과 경직 등의 증상 정도, 호엔야척도(파킨슨 질환 진행 정도를 나타내는 검사) 점수, 치료 반응, 수정바델지수(보행과 일상생활 동작의 수행능력 점수)가 기재되어야 함
3. 검사결과지	- **호엔야척도 검사결과지**(파킨슨 질환 진행 단계 검사) - **UPDRS(파킨슨 질환 척도 검사) 검사결과지 : 보유한 경우만 제출**
4. 진료기록지	- **경과기록지, 퇴원요약지 위주의 진료기록** : 발병 당시 1개월 및 최근 1년간의 진료기록 모두 제출(의사가 작성한 것) - **단일광자전산화단층촬영(SPECT) 또는 양전자단층촬영(PET) 등 뇌영상 자료 (보유한 경우만 제출)** - **투약기록지 : 최근 1년의 약물명, 용량, 투여횟수를 확인할 수 있는 기록 모두 제출** ※ 경과기록지 및 입퇴원요약지 위주의 진료기록에 투약기록이 없는 경우 투약 처방지, 또는 투약기록을 확인할 수 있는 간호기록지 제출 ※ 진단명, 치료기간 및 경과, 최근의 중증정도, 약물 복용종류 및 기간, 장애 정도를 확인할 수 있어야 함 ※ **초진기록지 : 파킨슨 질환으로 진단받은 초진기록지**

※ 검사결과지 또는 진료기록지 자료가 부족하여 장애판정이 곤란한 경우 보완자료를 제출하여야 하므로 최초 신청 시 구비서류를 충실히 준비·제출하셔야 합니다.

[장애정도 심사용 진단서를 발급할 수 있는 전문 의사]

- 의료기관의 재활의학과, 신경외과, 신경과, 소아청소년과(신경분과) 전문의

최저 장애정도 기준

- 보행과 대부분의 일상생활동작을 자신이 수행하나 간혹 수행 시간이 느리거나 양상이 비정상적인 때가 있으며 수정바델지수가 96점 이하인 사람
  ※ 뇌병변으로 보행과 일상생활동작을 정상적으로 하기 어려운 경우에 해당함

뇌병변장애 소견서

| 성 명 | | 주민등록번호 | | | | | | | - | | | | | |

상하지 근력 등급

상 지			하 지		
	우	좌		우	좌
견관절 굴곡근			고관절 굴곡근		
견관절 신전근			고관절 신전근		
주관절 굴곡근			슬관절 굴곡근		
주관절 신전근			슬관절 신전근		
완관절 굴곡근			족관절 굴곡근		
완관절 신전근			족관절 신전근		
수지관절 굴곡근					
수지관절 신전근					

* 표시요령 도수근력검사 (0~5등급) 기준
Normal : 5   good : 4   fair : 3   poor : 2   trace : 1   zero : 0

상하지 근경직 등급

상 지			하 지		
(해당 근육군명)	우	좌	(해당 근육군명)	우	좌

파킨슨병

* 중증정도, 근경직정도, 파행보행 양상 등 기재

수정 바델지수 (Modified Bathel Index)

	전혀 할 수 없음	많은 도움이 필요	중간 정도 도움이 필요	경미한 도움이필요	완전히 독립적으로수행
개인위생	0	1	3	4	5
목욕(bathing self)	0	1	3	4	5
식사(feeding)	0	2	5	8	10
용변(toilet)	0	2	5	8	10
계단오르내리기(stair climb)	0	2	5	8	10
착·탈의(dressing)	0	2	5	8	10
대변 조절(bowl control)	0	2	5	8	10
소변 조절(bladder control)	0	2	5	8	10
이동(chair/bed transfer)	0	3	8	12	15
보행(ambulation)	0	3	8	12	15
휠체어이동(wheelchair)	0	1	3	4	5

1) 개인위생 : 세면, 머리빗기, 양치질, 면도 등
2) 착·탈의 : 단추 잠그고 풀기, 벨트 착용, 구두끈 매고 푸는 동작 포함
3) 이동 : 침대에서 의자로, 의자에서 침대로 이동, 침대에서 앉는 동작 포함
4) 휠체어 이동: 보행이 전혀 불가능한 경우에 평가

기타 의사 소견

* 보조기 착용 여부, 파행 보행의 양상 기타 참고 사항

년   월   일

의료기관명칭 :   의사면허번호 :   전문과목 :   의사 성명 :   인

장애 정도 판정 기준 주요 개정 사항 안내

장애유형	개정 내용		판정개요 명확화
뇌병변 장애	장애의 진단은 주된 증상인 마비의 정도 및 범위, 불수의 운동의 유무 등에 따른 팔·다리의 기능저하로 인한 식사, 목욕, 물건잡기 옷 입고 벗기 배변, 배뇨 화장실 이용, 의자/침대 이동, 거동, 계단 오르기 등의 보행과 일상생활동작의 수행능력을 기초로 전체 기능장애 정도를 판정한다.	장애의 진단은 주된 증상인 마비의 정도 및 범위와 뇌병변으로 인한 경직, 불수의 운동, 균형장애 실조증상 등에 따른 팔·다리 기능수행 저하를 종합적으로 고려하여 보행과 일상생활 동작의 수행능력을 기초로 전체 기능장애 정도를 판정한다.	판정개요 명확화
	파킨슨병은 호엔야척도 및 진료기록 등으로 확인되는 주요 증상 (균형장애, 보행장애 정도 등) 치료경과 등을 고려하여 판정한다.	파킨슨병 및 파킨슨증후군은 주요증상(운동완만, 떨림, 경직, 체위불안정, 보행장애)에 대한 진료기록이 충분히 확인되거나 양전자 자기산화단층촬영(SPECT) 또는 양전자단층촬영(PET)에서 도파민성 신경세포소실을 시사하는 소견이 확인된 경우에 장애판정한다	

장애유형	현 행	개 정	비고
뇌병변 장애	〈장애정도기준〉 [장애의 정도가 심한 장애인] 1. 독립적인 보행이 불가능하여~ [장애의 정도가 심하지 않은 장애인] 1. 보행과 대부분의 일상생활동작은 자신이 수행하나 간헐적으로~ 2. 보행과 대부분의 일상생활동작을 타인의 도움없이 자신이 수행하나 완벽하게 못하는 때가 있으며~ 3. 보행과 대부분의 일상생활 동작을 자신이 완벽하게 수행하나 간혹 수행시간이 느리거나~	〈장애정도기준〉 [장애의 정도가 심한 장애인] 1. 보행이 불가능하여~ [장애의 정도가 심하지 않은 장애인] 1. 보행과 대부분의 일상생활동작수행에 간헐적으로~ 2. 보행과 대부분의 일상생활동작을 타인의 도움없이 자신이 수행하나 간헐적으로 수행하지 못하는 때가 있으며~ 3. 보행과 대부분의 일상생활 동작을 자신이 수행하나 간혹 수행시간이 느리거나~	장애정도 기준 문구 재정비

　장애등급 심사는 첫째, 일단 어떤 병이 언제 생겼는지 소견서를 보고, 환자가 장애 판정 대상에 해당하는지를 먼저 판단합니다. 그리고, 장애 판정 대상에 해당이 된다면 현재 상태가 어떤지 따져서 등급을 정하게 됩니다. 1단계를 통과하지 못하면 2단계는 기회조차 없습니다.

장애등급 신청 방법

  장애등급 신청은 우선 주소지 관할 읍, 면, 동사무소를 방문해 장애 진단의뢰서를 발급받아야 합니다. 신청자는 발급받은 장애 진단의뢰서를 가지고 의료기관의 전문의사로부터 장애 진단 및 검사를 통해 장애 진단서를 발급받습니다. 파킨슨병, 파킨슨증증후군의 경우 의료기관의 재활의학과, 신경외과, 또는 신경과 전문의를 통해 장애 진단서를 받아야 합니다.

무조건 거절되는 잘못된 장애 신청의 예

  현재 심각한 상태인 것이 분명하다 하더라도, 그 결과가 뇌출혈 때문인지 무릎 수술 후유증인지, 치매 때문인지 구분할 수 없는 경우가 있습니다. 원인을 구분할 수가 없으면 장애 판정은 나오지 않습니다. 왜냐하면, 장애등급을 판정하는 기준에는 '※ 노화로 인한 건 장애로 보지 않는다'라는 규정이 있기 때문입니다. 노화로 인한 요실금이나 신경성 방광은 인정받지 못합니다. 또한, 노인성 치매도 제외됩니다. 즉, 노화로 인해 생기는 퇴행성 변화와 장애는 비록 그 상태가 중증이더라도 장애등급을 받을 수 없는 것입니다. 사람은 누구나 노화가 심해지면 기력이 없고 판단력이 떨어져서 아무것도 할 수 없습니다. 특히 임종을 앞둔 경우에는 상황이 더 심각하므로 말할 것도 없겠지요. 그렇다고 그분들께 다 장애등급을 판정할 수는 없기 때문입니다.

함께

걸어요~

고난이 남기고 간 뒤를 보라!
고난이 지나면
반드시 기쁨이 스며든다.

— 괴테

Q&A

> **Q** 파킨슨 확진 받은 지 3년 정도 됩니다. 어느 날인가부터 깊은 잠을 못 자면서 살이 빠집니다. 회복될까요?

답변입니다.

확진 받고 4년 정도 지난 당시 나의 상황을 곰곰이 생각해 보았습니다. 제가 키 164cm에 몸무게가 58kg 정도였는데, 몸무게가 48, 49kg이 되었습니다. 그때 사진 보면 정말 살이라고는 한 점도 없었습니다. 그때의 상황을 내가 어떻게 이겨냈는가를 곰곰 생각해 보았습니다. 각자의 병 증세가 다르듯 치병 방법도 각자 다르다고 생각합니다. 저는 양약에서는 치료제는 없다고 생각해서 비교적 의존도를 줄이려 했습니다.

그런데 그때 어찌 살펴 나왔을까? 전조증상으로는 손 떨림과 왼쪽 다리를 끄는 것이었습니다. 당시의 약은 스타레보 100에 미라팩스 1.0을 세 번 먹지 않았나 싶네요. 그때 내 혼자 만들어 본 파킨슨 치병의 가이드라면,

① 움직여야 합니다.

② 잘 먹어야 합니다.

③ 잠을 잘 자야 합니다.

④ 배변이 편해야 합니다.

⑤ 정서적 안정이 필요합니다.

그 당시 가장 중요하게 기본적으로 선택한 것은 세 번째 '잠자기'였습니다. 잠을 잘 자지 못하다 보니 먹기도 싫고, 그러다 보니 배변도 안 되고, 힘이 없으니 움직이기도 귀찮고, 또 그러다 보니 생각은 두려움과 초조함이 늘고……

항상 토끼잠을 자는 이 수면으로는 결코 증상을 개선할 수 없다는 생각에 〈수면 검사〉를 해 보았더니, 깊은 잠을 거의 못 자고 있었습니다. 수면 중 무호흡증도 있고, 저는 그래서 그때 양압기를 구매하였습니다. 물론 수면 검사하는 곳에서 일일 대여로 보름간 사용하여 보고 구매하였는데, 저는 그것으로 상당한 효과를 보았습니다. 아침에 일어나면 머리가 맑은 듯한 느낌이 들었습니다. 제가 양압기의 효과를 보아서 깊은 잠을 못 주무시는 분들께 혹시나 하는 맘으로 글을 올렸었는데, 별로 반응이 없더라고요.

깊은 잠을 자기 시작하면서 저는 굳어가는 듯한 제 배를 마사지하기 시작했습니다. 배 마사지의 효과도 많이 보았습니다. 마사지 한번 하고 나면 약을 한 번 건널 수가 있었습니다. 그러면서 먹게 되고, 자게 되고, 순환되는 것이 느껴졌습니다.

안녕하세요? 또 도움 부탁드립니다.^^; 파킨슨약에 대한 효과 목표와 기대치는 어느 정도이나요? 파킨슨 약 복용량이 중요한 듯합니다. 그런데 어느 정도의 효과를 기대치로 봐야 하는지요? 초파로서 복용량 조정의 기준을 알고자 합니다. 어느 수준에서 복용량 증가가 이루어지는지 알고 싶습니다. 도움 부탁드립니다.

- 손발 떨림이 완전히 없어지는 수준은 불가하나요?
- 서동이나 경직이 정상 기능의 80%에서 만족해야 하나요?
- 초기 복용량 증가 한계는 어느 정도이나요?

현재 효현제 피디펙솔 0.25를 3회/일 4일째 복용 중이나, 손 떨림은 50% 정도 남아있습니다. 긴 여정 저도 이런 의문을 많이 가졌었습니다.

답변입니다.

저도 이런 의문을 많이 가졌었습니다. 그래서 80% 정도라는 글을 보고는 아하~!!! 80% 큰 해답을 얻은 듯 기뻤습니다. 그런데 지나다 보니 또 다른 의문이 생겼습니다. 약발의 어느 기준에 80%인가? 약발 없을 때? 아니면 최고 약발 오를 때? 아니면 오르든지 내리든지 중간 정도에? 기준을 잡을 수가 없었습니다.

제 생각은 증상이나 약 효과나 숫자로 간편하게 매듭지을 수 있는 것은 없다고 봅니다. 일상생활에 불편하지 않은 정도? 이 병에는 같이 어리바리해질 수밖에 없는 것이 현실인 거 같습니다. 양약을 좋아하시는 분들은 이 어리바리라는 단어가 거슬릴 수도 있으시겠지만, 이 또한 제 개인의 치병 빙법의 하나입니다.

정말 알 수가 없네요. 저는 파킨슨 8년 차 진행 중이고요. 약 1개월 전부터 약을 복용하자마자 온몸이 심하게 경직되고, 특히 복부 부분이 심하게 굳어져 생활에 어려움이 많습니다. 그런데 공복엔 약을 먹으면 상태가 덜합니다. 약은 퍼킨, 미라펙스 복용, 상기 과정이 진행되며, 요가와 몸풀기 운동으로 처리하고 견디고 있네요. 감사합니다.

답변입니다.

뇌는 너무도 소중하여 다른 곳보다 관문이 하나 더 있지요. 뇌로 무엇인가가 통과하려면 혈뇌장벽을 통과해야 합니다. 도파민의 전구체인 엘도파의 형태로 도파민이 부족한 우리 몸에 복용 된 엘도파는 소장에서 흡수되고 흡수율은 위장의 운동 정도나 위장 내의 ph에 따라 달라집니다. 음식, 특히 고단백 음식은 엘도파의 흡수를 방해하고, 또한 큰 중성 아미노산은 혈뇌장벽 통과를 감소시킵니다.

그래서 공복 시에 엘도파를 먹으면 효과가 더 있으나, 여기에는 또 위장의 문제가 발생할 수 있습니다. 그러나 우선 도파민과의 관계가 시급하므로 공복 시에 약 복용을 권해드립니다. 시간 차를 두고 단백질을 드시는 것이 바람직하다는 것이지, 단백질은 모든 호르몬의 근간이 되므로 단백질 섭취도 소홀히 하면 안 되십니다.

온몸에서 힘을 빼는 이완을 해 보십시오. 가슴 뒤쪽에 방석 한번 접은 높이로 고이고 완전 대자로 누워 아무 생각도 하지 마시고, 무상무념 상태로 20분 정도씩 꾸준히 해 보세요. 배를 따뜻하게 해주어야 함은 필수이고요. 배 마사지로 무거운 볼링공이라도 있으면 좋겠지만, 없으면 편히 누워서 내 손으로 주무르시고 장운동도 꾸준히 해 보세요. 그러나 지금 가장 중요한 것은 정서적 안정입니다.

Q 35살. 답답해 죽겠습니다. 두 달 전 몸 무거운 느낌에 중추신경 문제라 생각해 다음 날 Mri 찍음. '음성'. 계속해서 증상이 나오는데-중심 잡기 어려움, 세밀한 손동작 힘듦, 근간대성 경련, 자율신경실조, 배뇨 배변 장애, 발기부전, 소화장애, 꿈 안 꾸다 꾸기 시작, 안정 시 손가락 미세 떨림, 스마트폰 자판 가까이 가면 떨림 등- 2주 전 입원해서 pet ct를 이틀간 찍고 근전도 등 했는데 음성 나옴. 하도 답답해서 영상 cd 갖고 오늘 고대구로병원에 가니 파킨슨증후군 의심된다고 함. 영상을 봐도 그렇고…. 이런 식으로 씩씩하게 걸어들어오는 증후군 환자는 없다면서 일축. 증상을 아예 들으려 안 함ㅎㅎ.

정말 이상한 점 - 증상을 느낀 지 두 달밖에 안 되었는데, 이렇게 진행이 빠를 수 있는지와 진행이 빠른데도 불구하고 초기라 pet에 안 나올 수 있는지가 매우 궁금합니다. 그리고 겉으로 보기에는 멀쩡한데, 저는 속-자율신경 등-에서 매우 불편합니다.

집에서는 사이코가 되어 버렸습니다. 어떻게 해야 하나요. 미치겠습니다.

긴 글 읽어주셔서 감사합니다.

답변입니다.

파킨슨이라는 끔찍스러운 올무에 매이면서 그나마 증후군이 아니라는 것에 위안을 삼는 환자로서 증후군이 안타깝고 항상 마음이 짠~합니다. 약도 없고 그냥 통증이라면 진통제라도 먹으련만, 이놈의 통증은 기운이 빠지는 듯하면서도 정작 몸은 돌덩이처럼 되니 이런 답답한 노릇이 어디 있겠습니까?

옆 지기로 계신 분들도 답답하시기는 마찬가지입니다. 저는 지금과 같은 증후군으로 고생하시는 분들께는 온몸에 힘이란 힘을 다 빼버리는 이완을 권해드리고 싶습니다. 온몸에 힘을 빼는 겁니다. 요가의 한 방법으로 머리, 이마, 눈, 코, 입, 목, 가슴, 팔, 배, 머리 위에서부터 발끝까지 아무 생각하지 마시고 힘을 빼 보세요. 어느 때까지? 계속하다 보면 뭔가 시원한 것이 아래로 쭉 밀어내는 듯한 기분이 들면서 무엇인가 가벼운 느낌이랄까요?

움직여지지 않는 거 억지로 움직여 보려 하시면 더 고통이 오고 힘이 듭니다. 그렇다고 마냥 누워 계시면은 안 됩니다. 조금 몸이 말을 들으면 누워서 팔다리를 흔들어도 움직이셔야 합니다. 뇌가 고장이 나서 전달이 잘 안 되니 그냥 가만히 조용히 눈을 감고 온몸의 소리에 쭉~ 기운을 빼 보세요. 생각보다 효과가 좋습니다. 우선 몸을 부드럽게 하여 약이 될 수 있게 하셔야 할 듯합니다.

답변에 대한 댓글입니다.

정말 고개가 끄덕이네요. 한 달 전부터 저에 대한 병간호 때문에 여기에 매일 언쟁과 스트레스를 받아 왔네요. 특히 밤에 마사지 관련 통증을 이겨내지 못하여, 피곤함과 잠 부족으로 고생하는 집사람 생각에 혼자서 하다 보니 정신적으로 삶에 대한 상실감과 통증에 대하여 시달림으로 모든 것을 놓고 싶고 다 잊고 싶어요. 저의 어려운 질문에 답과 좋은 조언 감사합니다.

 특별한 호흡법이 있을까요?

답변입니다.

호흡을 잘못 섣불리 건드리면 숨이 제대로 쉬어지지 않고 가슴이 답답함이 느껴집니다. 목과 어깨 그리고 등이 답답하고 통증도 느껴집니다. 마음은 평온한 것 같은데 소변에서 거품도 발생하기도 하거나 맑기를 반복하기도 합니다.

이와 같은 원인은 날숨을 신경 쓰지 않고 들숨만 깊게 들여 마실 경우, 심장에서 흘러들어온 혈액이 폐에서 기포가 된 채 기도를 거쳐 몸 밖으로 빠져나가지 못하고 폐정맥을 따라 다시 심장으로 돌아가기 때문입니다. 이렇게 되면 혈액 속에는 인체가 처리할 수 있는 범위를 초과한 질소가 과포화 상태로 온몸 구석구석을 돌아다니다가 모세혈관을 막고, 대퇴골과 어깨관절, 팔다리 관절에서 거품이 발생하여 염증이 발생하는데, 그중 특히 식도가 크게 손상을 입게 됩니다.

호흡이 잘 안되고 답답하실 때는 등 쪽에다 방석을 고이시고, 이완시키는 것을 잊지 마시고, 날숨을 가슴 쪽을 생각하시면서 길게 해 주시고, 들숨을 하실 때는 힘을 주지 마시고 천천히 하시기 바랍니다.

> **Q** 모든 분들, 어느 병원 다니시나요?
> 저희 엄마는 파킨슨 진단받은 지 6년째인데, 서울아산병원, 서울대병원에 다니시다, 다시 아산병원으로 옮기셨어요. 또 강남세브란스가 잘한다고 들으셔서 그곳에 가려고 하는데 어렵네요.

답변입니다.

몸이 괴로우시니까 혹시나 하는 마음에 나름대로 알아보셨군요. 6년이 되셨는데, 아직 받아들이지 못하신다면 평소 짜증이 많으시겠네요. 병원은 어디나 비슷합니다. 처방 약이 한계가 있기 때문에 일단 확진이 나고, 약을 처방해 먹기 시작하면 동네병원도 괜찮습니다. 처음 확진 때 첨단의 의료기계가 동원되어야 할 때가 가장 큰 병원을 찾는 이유 중의 하나입니다. 마음 불안하고 짜증 나는 시간이 많을수록 진행이 빨라질 수 있습니다. 그래도 병원을 옮기시기를 원하시면, 그냥 한번 옮겨 드리세요. 일단 편안하게 해 드리세요. 심적으로의 믿음이 가장 중요하므로 거기서 내 맘에 쏙 드는 의사 선생님을 만나면, 그것이 좋은 병원이고 나에게 맞는 병원입니다.

 Q 처음 병원에서 도파민제를 처방하지 않은 것은 초기 검사에서 도파민제가 필요 없을 정도여서 그런 것인가요?

답변입니다.

도파민 이상으로 파킨슨이 발생했다 하더라도, 처음부터 도파민을 바로 처방하는 경우는 많지 않습니다. 도파민을 한 번 처방하게 되면, 줄이거나 끊기는 거의 어렵게 되고, 그 사용량이 계속 늘어날 우려도 있는데, 사용량이 늘어나게 되면, 또 다른 부작용이 나올 가능성이 있기 때문에……, 가급적 뒤로 미룰 수 있다면 미루는 것도 하나의 방법이 됩니다.

의사마다 보는 관점에 따라 다 다르다고 할 수 있습니다. 도파민을 처음부터 사용하는 의사가 있는가 하면, 처음부터 사용하는 것을 좋지 않다 생각하고 최대한 뒤로 미루는 의사도 있습니다.

약을 처방하기 위해선 반드시 병명이 있어야 하므로, 그와 유사하다고 하여 '증후군'이란 이름을 붙여서 병명을 만들어 낸 것입니다. 그런데 실제로 파킨슨증후군은 파킨슨이라고 보기 어렵고 의사도 파킨슨증후군에 선뜻 도파민을 처방하기에는 부담이 있기에, 일단 사이드 약을 처방한 것으로 보입니다.

휴식이 덜 된 상태에서 운동해도 효과가 있나요?

답변입니다.

한 열 개 정도 운동의 예를 들 수 있는데, 짧은 텀으로 운동을 하게 된다면 다섯 개밖에 들 수가 없습니다. 보통 30초에서 1분 정도를 주기로 하면 엄청 힘이 듭니다. 한 시간 해 보세요. 그냥 유산소 필요 없이 땀이 엄청 많이 나옵니다.

또, 오늘 하고 난 운동 부위는 다음날 쉬어주는 게 좋아요. 근육이 언제 성장하냐면, 운동할 때 근육이 성장하는 게 아니라 쉴 때입니다. 그때 우리가 먹는 단백질이나 이런 것들이 공급되어 근육이 재생되면서 근육량이 늘어난다든가 바디라인이 나오기 시작하는 거거든요. 그래서 꼭 쉬어주어야 합니다. 그래서 했던 부위는 쉬어주고 안 했던 부위는 다음날 하시는 게 좋아요. 초보자들은 하루 정도 쉬어주는 것이 좋아요. 격일로 쉬어줘서 하는 게 일반적이고요. 좀 더 중급자라든가 좀 더 운동하신 분들은 매일 하시되, 나눠서 내가 했던 부위는 쉬어주면서 하는 게 좋습니다.